FORMULAIRE

DU MASSAGE

PAR

Le Dr G. NORSTRÖM

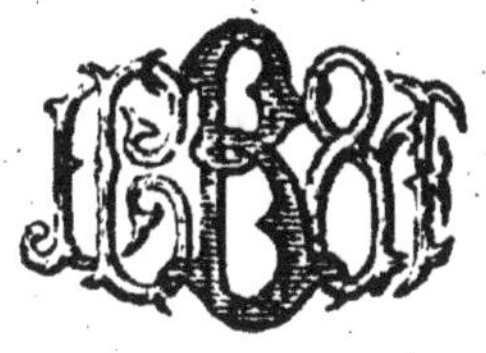

PARIS

LIBRAIRIE J.-B. BAILLIÈRE ET FILS

19, rue Hautefeuille, près du boulevard Saint-Germain.

1895

FORMULAIRE

DU MASSAGE

PAR

Le Dr G. NORSTRÖM

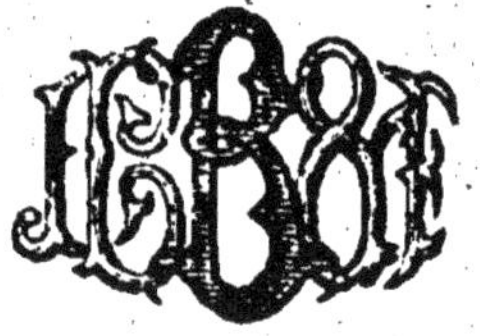

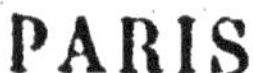

PARIS

LIBRAIRIE J.-B. BAILLIÈRE ET FILS

19, rue Hautefeuille, près du boulevard Saint-Germain.

1895

FORMULAIRE

DU MASSAGE

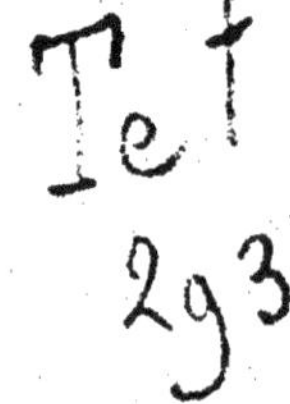

PRINCIPAUX TRAVAUX DU MÊME AUTEUR

CHEZ LES MÊMES LIBRAIRES

Traité théorique et pratique du massage. 2e édition. Paris, 1891, 1 vol. in-8°, 672 pages. . . . . 10 fr.

Traitement de la migraine par le massage. Paris, 1885, in-18, 121 pages. . . . . 2 fr.

Traitement des raideurs articulaires (fausses ankyloses) au moyen de la rectification forcée et du massage. Paris 1887, in-8°, 130 pages . . . . . 3 fr. 50

Le massage de l'utérus. Paris, 1889, in-8°, 214 pages. 5 fr.

Céphalalgie et Massage. Paris, 1890, in-8°. . . . 2 fr.

Massage dans les affections du voisinage de l'utérus et de ses annexes. Paris, 1892, in-8°, 141 pages. . 5 fr.

Angers. — Imprimerie A. Burdin et Cie, 4, rue Garnier.

FORMULAIRE

DU MASSAGE

PAR

Le Dr G. NORSTRÖM

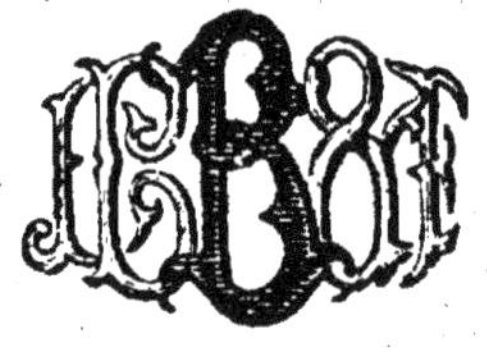

PARIS

LIBRAIRIE J.-B. BAILLIÈRE ET FILS

19, rue Hautefeuille, près du boulevard Saint-Germain.

1895

PRÉFACE

En publiant aujourd'hui le *Formulaire du Massage*, nous nous proposons de faire mieux connaître une méthode qui repose sur des principes admis en physiologie, née en France, grandie et sûre d'elle-même aujourd'hui qu'elle a fait son tour d'Europe.

Les nombreux travaux que nous avons publiés depuis onze ans, et en particulier notre *Traité du Massage*, renfermant outre des observations personnelles un plus grand nombre d'observations empruntées à la littérature de différentes contrées de l'Europe, surtout des pays scandinaves, ont, nous l'espérons, fait partager nos convictions à beaucoup de nos confrères. Je désire aujourd'hui élargir encore le cercle des médecins qui expérimentent le massage.

Aucun médecin ne considère plus le massage comme indigne de lui.

On masse d'une façon courante dans la plupart des maladies chroniques des articulations. On masse dans les fractures, dans bien des affections limitées du système musculaire; on utilise même le massage dans les maladies des yeux, des oreilles, du larynx; il a pris sa place dans la thérapeutique gynécologique.

Sans m'exagérer mon rôle, je crois pouvoir m'attribuer une part dans l'adoption générale du procédé et je suis fier d'avoir propagé une bonne méthode.

Onze années d'expérience nous ont donné confiance en nous-même. Le lecteur retrouvera dans ce *Formulaire du Massage* le résultat d'une pratique déjà longue et le fruit d'un travail aussi personnel et aussi original que possible.

Nous espérons que nos confrères voudront bien réserver à cette nouvelle publication le même accueil qu'à nos précédents travaux.

Paris, 20 *septembre* 1894.

G. NORSTRÖM.

FORMULAIRE
DU MASSAGE

CHAPITRE PREMIER

APERÇU HISTORIQUE SUR LE MASSAGE

Si l'on voulait étudier à fond l'histoire des procédés thérapeutiques décrits aujourd'hui, sous le nom générique de massage, on rencontrerait des difficultés qu'on ne soupçonne pas. En lisant tous les livres consacrés à la question, on serait surpris de rencontrer pas mal de contradictions et de paradoxes. Il s'agit pourtant d'une méthode empirique, appliquée par les médecins et les praticiens populaires; on agissait sans idée préconçue, parce que le massage avait guéri dans un cas qui ressemblait à celui qu'on avait sous les yeux ; les interprétations doctrinales intervenaient plus tard. Comment massait-on?

Massage dans l'antiquité. — Dans l'antiquité comme de nos jours chaque praticien avait ses principes, parfois si compliqués qu'il fallait de véritables tours de force mnémotechniques pour les retenir. Il paraît cependant qu'on a appliqué et décrit le massage à peu près dans les mêmes conditions aux différentes époques de la médecine.

Le massage tenait dans la thérapeutique chirurgicale des Grecs une place plus importante qu'on ne serait tenté de le croire si l'on s'en tenait à ce texte. Nous savons pourquoi Hippocrate s'est dispensé d'en parler plus souvent : il avait écrit ou il avait eu l'intention d'écrire un livre sur lui? Ce livre a-t-il été perdu comme tant d'autres? On ne saurait le dire. Il est peu probable que les deux lignes qui l'annoncent aient été interpolées par un copiste d'une époque ultérieure.

Comment les médecins ont-ils connu le massage? Il est évident pour nous que ses progrès n'ont point eu pour origine les pratiques consignées dans les livres de Confucius ou la compilation de Susruta; il est évident qu'il n'a pas été rapporté en Europe par les matelots du capitaine Wallis, frictionnés par de jeunes Tahitiennes.

Travaux modernes. — Dans l'entorse, le massage a de bonne heure été considéré comme un moyen précoce, préférable à l'immobilisation et aux autres procédés. Les travaux d'Elleaume (1), de Gérard (2), de Lebâtard (3), de Millet (4), pour ne citer qu'eux, sont des panégyriques en sa faveur.

Estradère (5) ajoutait que c'est le moyen le plus

(1) Elleaume, *Du massage dans l'entorse*, *Gaz. des hôpitaux*, 1859, n° 151-2.

(2) Gérard, *Des frictions et du massage dans le traitement de l'entorse chez l'homme*, *Gaz. hebdomad.*, n° 46, 1858.

(3) Lebâtard, *Gaz. des hôpitaux*, 1856.

(4) Millet, *Bulletin de thérapeutique*, t. LXXII, p. 76 et suiv.

(5) Estradère, *Du massage, son historique, ses manipula-*

simple, le plus facile à exécuter, le plus efficace, car il guérit souvent après la première séance : on est rarement obligé d'y revenir à plusieurs fois. La thèse de l'auteur, que nous venons de citer, était un plaidoyer rempli d'érudition en faveur du massage (1863). Par malheur, M. Estradère ne les connaissait guère alors qu'en théorie : ses idées ne sont pas appuyées sur des faits personnels, et les procédés qu'il décrits sont si nombreux, si compliqués, que pour lui le massage comprendrait toute la gymnastique médicale.

On avait des succès et, malgré cela, les médecins hésitaient, il était à peine question de massage dans les livres classiques.

L'opinion publique se tourna vers les empiriques : beaucoup massaient bien et guérissaient. Mais ils avaient contre eux leur ignorance ; ils ne savaient pas au juste pourquoi ou quand il fallait masser. Une méthode est bonne par elle-même, on l'applique au hasard, elle devient exécrable. De temps en temps, on enregistre un succès ; comme le dit Berghman, une poule aveugle finit toujours par attraper un grain ; mais on ne compte plus les revers ; des applications à contre-sens aboutissent à des catastrophes. Les médecins attribuèrent au massage des malheurs n'ayant pas d'autre cause que la maladresse des empiriques.

Mezger. — En s'attachant à la méthode, en étudiant concurremment ses procédés et les affections dans lesquelles ils sont applicables, en la délivrant de manœuvres parasites, fatigantes pour le méde-

tions, ses effets thérapeutiques, thèse de Paris, 1863, p. 119-105.

cin, excédantes pour le malade, Mezger a rendu service à ses confrères et plus contribué que personne à l'adoption du massage. Nous allons essayer de donner une idée de son rôle.

Il est rare que les méthodes thérapeutiques soient l'application directe de notions théoriques laborieusement acquises ; les savants ont horreur de la pratique : quand, au contraire, un homme de talent ayant débuté par là, se trouve en présence de problèmes qu'il ne peut résoudre, il éprouve le besoin d'étendre ses connaissances ; le technicien devient expérimentateur. Ce fut le cas de Mezger ; le premier et le seul travail qui porte son nom est un essai modeste remontant à 1868 ; rien n'eût pu faire prévoir alors qu'un auteur qui s'abrite à chaque instant derrière Tilanus, Van Geuns, Vrolik ; qui, au lieu de trancher les questions, cite timidement Gérard, Elleaume ou Lebâtard, deviendrait chef d'école.

La thèse de Mezger (1) débute par une protestation contre l'abus de la gymnastique, c'est à la fin seulement de sa préface qu'il parle de son sujet.

Il est probable que Mezger avait vu des cas nombreux, et qu'en les réunissant il eût pu donner une statistique remplie d'intérêt ; il ne l'a pas même essayé.

Son travail renferme des aperçus ingénieux, énoncés sous une forme brève et les seuls arguments que l'auteur fasse valoir en leur faveur, sont les cas qu'ils lui rappellent.

(1) Mezger, *De Behandeling van Distorsio pedis met Frictien*, Amsterdam, 1868.

Mezger a fait école, sa réputation est devenue européenne ; ce qu'il y a eu d'extraordinaire dans cette fortune, c'est l'absence de toute espèce de publicité même scientifique. Mezger n'avait pas de situation officielle, son nom n'a guère été prononcé dans les Sociétés savantes ; il n'a presque rien écrit, les malades vinrent parce qu'il guérissait en massant ; les élèves vinrent pour apprendre à guérir comme lui. Presque tous étaient des médecins des pays scandinaves, l'enseignement était aussi objectif qu'il pouvait l'être : le maître travaillait, les assistants regardaient, et plus tard travaillaient eux-même. C'était un véritable apprentissage dans lequel on faisait l'économie de vides et solennelles leçons et de tout apparat universitaire (1).

Le Massage en France et à l'étranger. — Je suis heureux d'avoir été un des premiers à faire connaître en France l'auteur et sa méthode : il y a onze ans qu'a paru la première édition de mon livre. Depuis ce moment, des praticiens d'une très grande valeur comme MM. Berne, Gautiez, Rosenblith, Verchère, etc., se sont occupés sérieusement du massage à Paris ; de bons articles de journaux, d'excellents mémoires ont paru. En Allemagne, le mouvement que je signalais, en 1884, a continué, les travaux de Zabludowski, Schreiber (2), Reibmayer (3),

(1) Depuis 1880, les exigences d'une clientèle énorme et croissant de jour en jour ont mis Mezger dans l'impossibilité de recevoir de nouveaux élèves.

(2) Schreiber, *Traité pratique de massage et de gymnastique médicale*, 1884, in-18.

(3) Reibmayr, *Le Massage par le médecin, physiologie, manuel opératoire indications*, Vienne, 1883-1884. Édition française par Léon Petit, 1885.

Hünerfauth, Mosengeil (1), etc., se sont ajoutés à ceux qui existaient antérieurement. Le massage est devenu un procédé classique, que les médecins appliquent, après avoir discuté l'utilité comme celles des autres méthodes thérapeutiques; je serai trop heureux si j'ai été pour quelque chose dans sa vulgarisation.

(1) Mosengeil, *Uber Massage, deren Technik, Wirkung und Indicationem* (*Archiv für klinische Chirurgie*, Berlin 1876, Band XIX).

CHAPITRE II

MANUEL OPÉRATOIRE

Qualités physiques nécessaires au masseur. — Mesures préparatoires. — Lubréfaction. — Raser les régions à masser. — Ce qu'on appelle massage médiat. — On doit tenir compte de la sensibilité individuelle. — Incidents du début : Taches ecchymotiques. — Ce dont il faut prévenir les malades. — Séances quotidiennes. — Les quatre manipulations fondamentales du massage : Effleurage ; Frictions ; Pétrissage ; Tapotement.

La méthode que nous décrivons comprend en tout quatre procédés : l'*effleurage*, la *friction*, le *pétrissage*, et le *tapotement*.

Ces procédés m'ont donné des résultats assez satisfaisants pour que je n'éprouve aucun besoin de les compliquer. Les quatre procédés préconisés par Mezger m'ont suffit ; je ne veux pas dire que je les ai toujours appliqués de la même manière; je ne veux pas davantage entrer dans le détail des modifications qu'il est indispensable d'adopter pour un cas donné ; c'est au clinicien à choisir. Vous avez fait un bon diagnostic, vous avez conclu que le massage est indiqué. Suivez la même méthode pour arriver au choix du procédé et modifiez celui-ci suivant les circonstances, voilà tout. Je ne crois pas plus aux indications invariables et aux formules qu'aux panacées,

Je ne conseillerai pas à tous les médecins de choisir cette méthode et de l'appliquer.

Qualités physiques nécessaires aux masseurs. — Il faut une certaine vigueur physique. Ceux dont les muscles fléchisseurs du pouce, par exemple, ne présenteraient qu'une énergie relative, agiront sagement en n'entreprenant jamais le massage des indurations musculaires anciennes. Il faut pétrir sérieusement, longtemps une surface déterminée et peu étendue. Si on n'est pas suffisamment doué par la nature pour cet exercice, inutile d'essayer, on se fatiguerait et on n'obtiendrait rien. Du reste, les résultats auxquels on arrive lorqu'on a derrière soi une longue pratique, sont meilleurs que ceux du début. La chose est facile à expliquer; l'exercice et l'entraînement donnent une sûreté de main qu'il est impossible d'obtenir par un autre moyen, quand même on serait animé des meilleures intentions... Lorsque l'on commence, l'éducation n'est pas faite; les muscles dont l'emploi est nécessaire sont insuffisamment exercés et disciplinés; on va trop vite, on gaspille ses forces, on est fatigué lorsqu'on en aurait besoin.

Il faut que le masseur soit ambidextre, qu'il puisse utiliser la main gauche si un accident immobilise la droite ou si elle est fatiguée. Je me sers de celle-ci d'habitude, sauf pour le massage circulaire et le massage du ventre.

Lubréfaction des téguments. — La lubréfaction des téguments est indispensable; grâce à elle, le massage est plus facile et il est mieux supporté que quand on le fait à sec. L'application du corps gras demande une certaine attention ; il n'en faut mettre que la quantité nécessaire ; quand il y en a trop, la main glisse à la surface de la peau et la manipulation ne peut avoir aucune influence sur les tissus profonds.

Raser les régions à masser. — Il est utile de raser les poils, s'il y en a ; chez certaines personnes à sensibilité cutanée peu prononcée, cette précaution pourrait paraître superflue ; quand on ne rase pas les régions, elles supportent le massage sans se plaindre ; il n'est jamais prudent de compter là-dessus : l'irritation mécanique peut aboutir à une sorte d'inflammation des bulbes pileux très désagréable ; elle oblige parfois de suspendre le traitement ; on pourrait avoir de l'érythème et de l'urticaire, il vaut mieux ne pas s'y exposer.

Le meilleur lubréfiant est la *pommade à la vaseline* ; il en faut peu ; demi solide à la température ordinaire, elle coule difficilement du vase qui la renferme ; on ne fait pas de larges taches sur les effets si on la renverse ; elle ne salit pas la peau, ne rancit pas comme les huiles ou les pommades à l'axonge.

Massage médiat. — Il a été question de différents côtés du massage médiat, c'est-à-dire par interposition entre les téguments et le doigt d'un morceau de toile, de gaze ou de flanelle. Ceux qui ont proposé cette pratique ne l'ont défendue par aucune raison sérieuse : un transparent ne peut atténuer en quoi que ce soit la douleur. On veut ménager la pudeur ? Autant vaudrait proposer de faire le toucher vaginal avec une main gantée !

On doit tenir grand compte de la sensibilité individuelle et faire le moins de mal possible. Il est bon de commencer très doucement, de graduer la manœuvre de manière à ce que les malades s'y habituent; je répète ici ce que j'ai dit souvent; la violence décourage et ne conduit à rien. Presque toujours, la tolérance s'établit si bien que les patients déclarent moins souffrir à la fin de la séance qu'au commencement; on peut alors déployer une énergie qui eût paru au premier abord insupportable. Si l'on masse les muscles, il faut qu'ils soient dans le relâchement : c'est une condition indispensable pour que leurs parties profondes soient atteintes; on doit combattre la tendance instinctive qu'ont bien des personnes à le contracter, dès qu'on les touche. Tout ce qui peut entraver le courant veineux ascendant et descendant doit être enlevé : les malades ne devront jamais conserver de jarretières, quand on masse le pied, le voisinage de l'articulation tibio-tarsienne ou tout autre partie de la jambe.

Taches ecchymotiques. - Les masseurs novices font des bleus; plus la main est exercée, moins on en fait; il n'est pourtant pas toujours possible de les éviter. Lorsqu'on veut agir sur d'anciens exsudats inflammatoires, sur des indurations du tissu musculaire, il faut presser fort et ferme avec la pulpe du pouce; au commencement, il y aura des *sugillations*, de *petites ecchymoses*; on n'a pas à s'en préoccuper, elles se résorberont et il ne s'en produira plus guère pendant tout le traitement! on peut hâter au besoin leur disparition par des frictions très légères. Si insignifiant que soit cet inconvénient, il est bon de le prévoir, et d'en prévenir les malades, pour qu'ils ne s'effrayent pas. C'est surtout chez les femmes ayant un certain embonpoint et la peau délicate, que les ecchymoses se produisent facilement.

Chez les vieillards, il est indispensable de procéder avec douceur; à cause de la friabilité des vaisseaux sanguins, autrement on s'exposerait à provoquer de grandes ecchymoses. J'en ai vu une consécutive à la pression d'une ceinture mal conditionnée, qui s'étendait à toute la région hypogastrique et aux téguments du scrotum. Il faut prendre des précautions pour éviter de pareils accidents, lorsque l'on masse une surface un peu étendue, car on serait obligé d'interrompre le traitement : c'est ce qui est arrivé une fois à Reibmayer.

On fera prendre au malade la position la moins fatigante pour lui et pour le masseur : les attitudes gênées ne valent rien. On aura soin, autant que possible, que les parties périphériques soient un peu plus élevées que le tronc, de manière à aider le courant veineux et lymphatique, à ce que l'action de la pesanteur le favorise au lieu de l'entraver.

Ce dont il faut prévenir les malades. — Les myopathies ou les arthropathies anciennes réclament un massage énergique; parfois, après les premières séances, le malade se plaint de souffrir plus qu'auparavant; l'affection constituait une gène et c'était tout : on a massé, la région fait mal. C'est une douleur qu'on pourrait appeler *contusionnelle*, si l'expression était française; elle tient à la déchirure de vieilles adhérences et surtout aux lésions légères mais nombreuses de la peau et du tissu cellulaire sous-cutané, tiraillement, irritation ou compression des extrémités nerveuses par de petits extravasats. Il faut encore prévenir le malade que c'est là un phénomène inhérent, pour ainsi dire, au traitement, qu'il durera six, huit, peut-être quinze jours et disparaîtra.

Séances quotidiennes. — Je fais en général une séance par jour, dans les maladies chroniques; j'en fais deux chez les personnes qui n'habitent pas Paris et désirent y rester le moins possible; on laissera entre la première et la seconde un intervalle assez long. Dans les cas aigus il faut au moins deux séances par jour ; il n'y aurait aucun inconvénient à en faire davantage, si on pouvait. La durée de chacune dépend de la gravité et du siège du mal; en général, elle est de 5 à 8 minutes, on va jusqu'à 10 minutes et au delà, dans les affections aiguës.

Chez les femmes irritables, il est bon de suspendre le traitement pendant la menstruation; cette suspension est nettement indiquée dans la sciatique, les myosites de la région fessière, etc.; elle est indispensable dans le massage abdominal ou pelvien. Toujours, dans tous les cas, le praticien doit ménager ses forces et s'ingénier à en dépenser le moins possible pour produire l'effet voulu.

Il nous a semblé utile de formuler ces remarques générales sur l'application de la méthode, avant d'exposer le manuel opératoire proprement dit.

Les quatre manipulations fondamentales. — Nous allons analyser les quatre procédés dont nous n'avons fait qu'indiquer le nom : puis, nous énumérerons un certain nombre de pratiques accessoires utiles, sinon indispensables, pour parfaire la cure, lorsque le massage est fini.

1° L'*effleurage* (fig. 1) se fait généralement sur les grandes surfaces, soit à main plate, soit avec la base de la face palmaire ; sur les petites, avec la

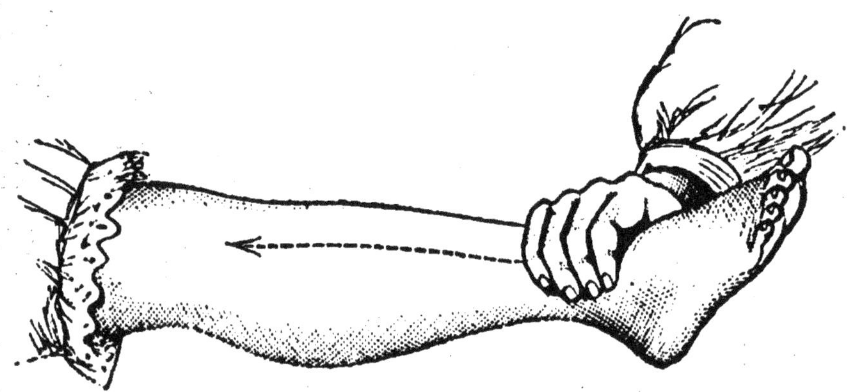

Fig. 1. — L'effleurage.

pulpe du pouce seul ou celle de deux doigts (pouce et index). Il est rare qu'on soit obligé de se servir des deux mains en même temps. De toutes les manipulations c'est celle qu'on emploie le plus souvent ; on effleure avec une grande douceur les téguments, dans toutes les affections aiguës, de manière à obtenir une amélioration de la circulation veineuse et lymphatique. L'effleurage est un moyen antiphlogistique puissant, il active la résorption des exsudats interstitiels ou cavitaires, rend des services sérieux dans les atrophies, en activant la circulation et en augmentant les échanges organiques dans une région donnée et en modifiant par contre-coup la vitalité des tissus.

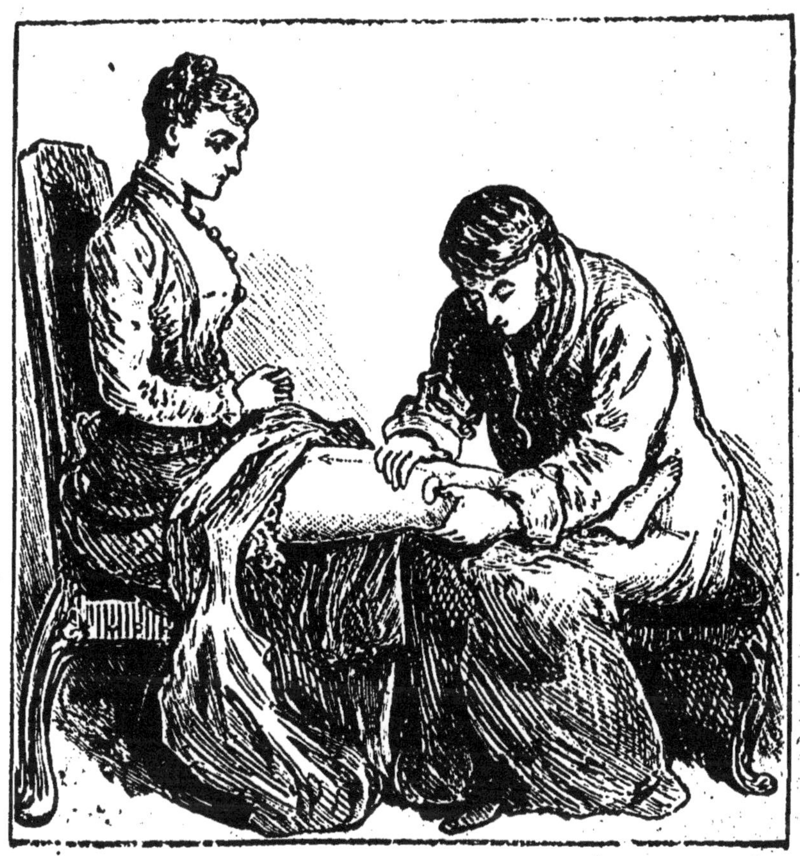

Fig. 2. — Massage à friction.

2° La *friction* (fig. 2) proprement dite se fait avec la pulpe du pouce; c'est à elle qu'on a recours contre les exsudats anciens, complétement ou en grande partie organisés; contre les hyperplasies conjonctives, les épaississements des capsules articulaires, les myosites chroniques; on se propose de rendre possible la résorption de l'exsudat ou de lui faire perdre sa vitalité pour qu'il subisse la dégénérescence graisseuse; il faut le désorganiser, le fragmenter en particules d'une ténuité extrême; la friction avec l'extrémité du pouce se fait dans un circuit peu étendu, mais elle exige une grande énergie.

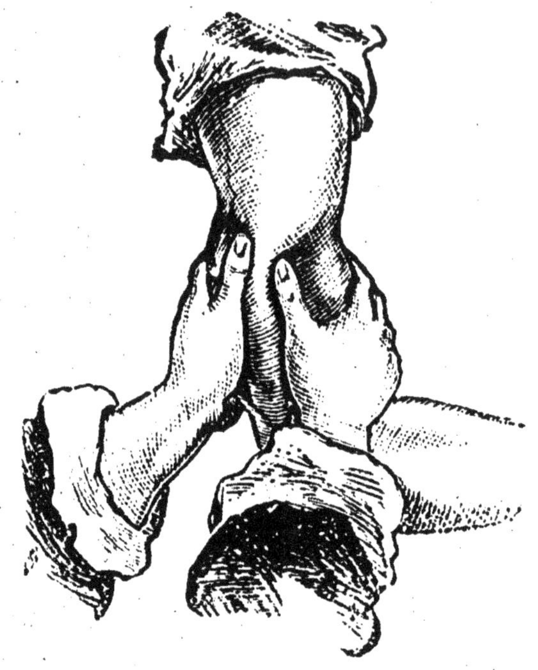

Fig. 3. — Pétrissage.

3° *Pétrisage* (fig. 3). — On emploie cette manipulation dans les tuméfactions inflamatoires chroniques intéressant soit un muscle, soit un groupe musculaire; on en rencontre souvent sur les bords du trapèze, dans les céphalalgies symptomatiques que nous avons eu l'occasion d'étudier (1). Lorsque cela se peut, on saisit entre le pouce et un ou plusieurs des autres doigts, la portion de tissu sur laquelle on veut agir, on l'attire de manière à l'isoler le mieux possible des parties voisines; on la froisse et on la

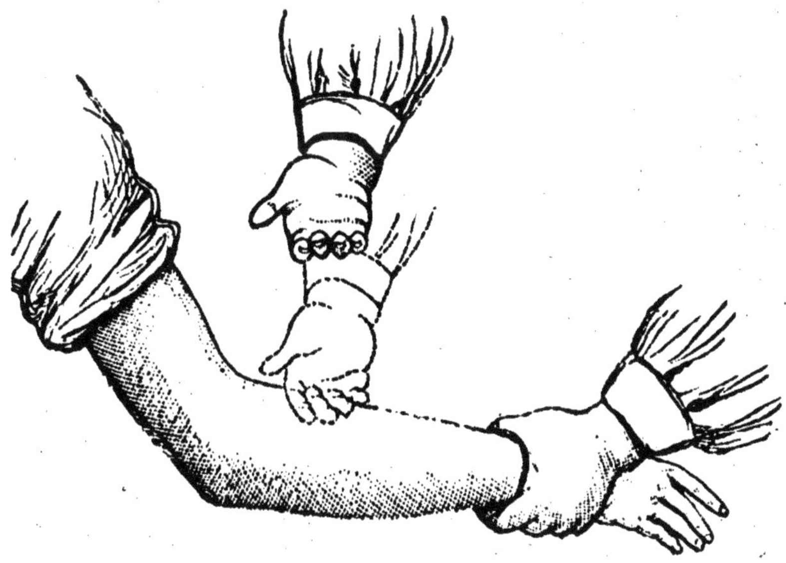

Fig. 4. — Tapotement.

comprime. Lorsqu'on opère sur une masse un peu volumineuse, on se sert des deux mains qui agissent de la même manière, chacune de son côté.

4° *Tapotement* (fig. 5). — Je garde à la quatrième manœuvre le nom de *tapotement*; j'ignore s'il se trouve dans le *Dictionnaire de l'Académie*, s'il a

(1) Voy. *Traitement de la migraine par le massage*, Paris, 1885, in-8°. — *Céphalalgie et Massage*, Paris, 1890, in-8°.

été employé pour la première fois à propos du massage par des écrivains français ou étrangers. Je garde ce nom, parce qu'il est facilement compréhensible et donne une bonne idée de la manœuvre désignée. On peut employer le tapotement seul ou en même temps qu'un des autres procédés ; c'est un bon

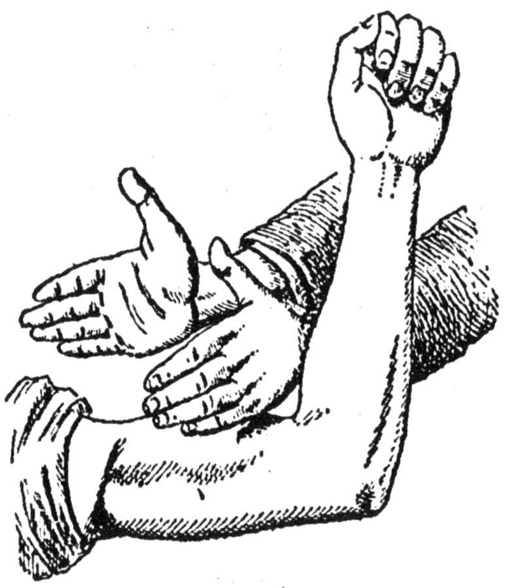

Fig. 5. — Tapotement, main placée verticalement.

moyen pour augmenter la vitalité des muscles parésiés ou atrophiés; il est utile dans certaines affections articulaires ou péri-articulaires, surtout dans les téno-synovites chroniques torpides ; il faut alors provoquer une réaction énergique, une sorte de poussée congestive; sous ce rapport, il est bon de faire du tapotement, après les frictions, dans les myosites chroniques. On a vanté différents instruments, de petits marteaux en acier qu'on fait chauffer, des percuteurs en bois ou en caoutchouc, des paquets de plumes d'oie ; ils sont inutiles, la main suffit à tout, avec elle on peut répondre mieux que n'importe quel objet aux indications d'un cas donné. On peut rattacher au tapotement deux manipulations accessoires empruntées à la gymnastique suédoise : les pressions et les trépidations sur le trajet d'un nerf déterminé ; elles m'ont rendu de grands services dans les névralgies du cuir chevelu et de la face, dans certaines formes de crampes invétérées, mais elles ne sont applicables que pour les filets nerveux relativement superficiels.

5° Nous ne nous occuperons que du massage; cela ne veut pas dire que ce soit une méthode *sui generis*, qu'il faille employer à l'exclusion de toute autre.

Adjuvants du massage. — Le massage comporte des adjuvants qu'il est bon d'utiliser pour faciliter son action, ou pour la compléter. Toutes les fois qu'on a affaire à une affection rhumatoïde, la médication thermale est indiquée ; dans ce cas, le massage est un auxiliaire d'un traitement général ; il est dirigé seulement contre certaines déterminations morbides. S'il a été essayé le premier et s'il a atteint son but, il faut conseiller quand même aux malades le traitement général, lui seul pourra prévenir les récidives. L'hydrotérapie n'est bonne que dans le cas d'excitation nerveuse ; s'il existe des parésies ou des atrophies, l'électricité rend des services.

Les mouvements actifs et passifs font presque nécessairement partie de la plupart des cures par le massage. L'influence de Mezger sur le traitement des affections aiguës ou traumatiques des articulations ou de leur voisinage a été énorme. Autrefois, l'immobilisation était la base de toute thérapeutique; c'est par elle que l'on combattait la douleur, les complications inflammatoires; c'est d'elle et du temps qu'on attendait la résorption des foyers d'hémorragie et des exsudats. Nous avons vu combien d'accidents avaient produits les anciens procédés; Mezger leur déclara franchement la guerre. Nous verrons les luttes doctrinales qui surgirent, à propos des maladies des jointures; en fin de compte, les novateurs l'emportèrent. Les fervents du nouveau système allèrent même trop loin; il y a pour la mobilisation comme pour l'immobilisation des indications qu'il n'est jamais prudent d'oublier. Une réaction commence à se produire, espérons qu'elle nous ramènera cette fois dans les limites du vrai; qu'on procédera à l'avenir avec plus de méthode et qu'on saura mieux montrer qu'on ne l'a fait jusqu'ici les cas dans lesquels un procédé est bon, ceux dans lesquels il ne vaut rien.

Avant de recommander aux malades d'exercer tel ou tel groupe musculaire, il faut les habituer à leur nouvelle tâche, c'est-à-dire faire précéder les mouvements actifs des mouvements passifs bien compris. Ceux-ci sont indispensables dans la plupart des affections articulaires, à la suite des fractures qui ont exigé un repos prolongé; c'est grâce aux mouvements passifs énergiques qu'on peut distendre ou déchirer des adhérences, vaincre des rétractions parfois anciennes, prévenir ou détruire les attaches accidentelles des tendons à leurs gaînes. On emprunte souvent avec un égal avantage une autre manœuvre à la gymnastique. Les malades font des efforts pour produire un mouvement auquel le médecin s'oppose ou celui-ci fait un mouvement énergique auquel le malade doit résister. Cette manœuvre souvent utile l'est particulièrement dans les atrophies musculaires.

Le massage élément de diagnostic. — Le massage est un agent thérapeutique; on l'emploie pour soulager et surtout pour guérir; il sert aussi, dans bien des cas, au diagnostic. Le gonflement et l'infiltration des tissus ne permettent pas d'affirmer qu'il existe une fracture; nous avons vu qu'avec l'effleurage on obtient la disparition de ces phénomènes. On peut être vite renseigné et poser l'appareil nécessaire; c'est là une application qui a son prix.

CHAPITRE III

ACTION PHYSIOLOGIQUE DU MASSAGE

Coup d'œil sur l'absorption interstitielle. — Expériences de Mosengeil. — Action du massage sur les vaso-moteurs, sur la contractilité musculaire, sur les nerfs.

Lorsque l'observation eut démontré l'efficacité du massage dans un grand nombre d'affections et d'états morbides qui n'avaient, en apparence du moins, rien de commun, on voulut s'expliquer son action ; l'empirisme ouvre la voie qu'élargissent plus tard le raisonnement et l'expérimentation.

Dès le dernier siècle on s'était aperçu que les frictions accélèrent la circulation veineuse et diminuent la stase lorsqu'il en existe.

Si nous examinons par anticipation les conditions dans lesquelles le massage a donné les meilleurs résultats, dans lesquelles il a été le plus souvent employé et le plus souvent recommandé, nous pouvons dire d'une façon générale, que c'est dans le cas où les proportions normales des tissus ou de leurs éléments sont altérées. Dans l'entorse il y a des déchirures vasculaires, des épanchements sanguins. La présence dans une région d'hématies ou de leucocytes extravasés, produit des accidents si leur résorption exige un temps considérable ; dans les arthrites hyperplasiques, les raideurs articulaires, les hydartroses, les inflammations des gaînes tendineuses, nous nous trouvons en présence de produits nouveaux solides ou liquides; nous ne pouvons espérer une guérison, une restitution fonctionnelle vraie que si nous les faisons disparaître. A ce point de vue le massage est véritablement utile; il rétablit l'absorption si elle a été momentanément suspendue; il l'active et la régularise dans les autres cas. Son action anesthésique n'est qu'une conséquence de cette propriété; n'est-on pas disposé à regarder comme des névrites, des névralgies naguère appelées essentielles?

L'absorption interstitielle. — La première condition pour acquérir une notion précise sur l'action physiologique du massage, c'est de connaître les doctrines actuelles sur la nutrition des tissus dont l'absorption est un facteur. La cellule vivante est un centre organique qui se développe, vit et meurt. A la cellule correspond une atmosphère liquide qui fournit les matériaux nécessaires à son fonctionnement.

« Certains liquides, disait M. Loven dans une remarquable communication faite à la Société de médecine de Stockholm, sont aussi indispensables pour les éléments organiques que l'est l'eau salée pour les poissons de mer, l'eau sucrée pour les champignons, le vinaigre pour le *mycoderma aceti*. Ils renferment de l'eau, de l'albumine, des sels. Sans doute, leur composition change d'après les tissus, mais nous ne savons rien des différences qu'elle présente. C'est d'eux que les cellules tirent les matériaux de leur nutrition. On réunit ces liquides sous le nom générique de *suc parenchymateux* ; ce suc est aspiré par les tissus qu'il imbibe, ils le retiennent si étroitement qu'il est impossible de l'isoler par les moyens mécaniques.

« C'est au liquide d'imbibition que les tissus doivent leurs propriétés essentielles. Comparons un fragment de tendon, de cartilage, de tissu conjonctif à l'état normal, à un autre fragment qui aurait perdu par dessication son eau d'imbibition. Le volume, la couleur, la consistance, tout ce que l'on peut constater par la vue, en un mot, est altéré.

« On pourrait jusqu'à un certain point comparer les liquides contenus dans des lacunes imperceptibles à l'eau de cristallisation de certains corps inorganiques, avec cette réserve que les proportions des premiers ne sont pas fixes et déterminées comme celles de la seconde. On conçoit aisément le rôle que de tels liquides jouent dans l'économie quand on songe que la plupart des tissus renferment plus de 75 0/0 d'eau. Il ne faudrait cependant pas la confondre avec le *suc parenchymateux* proprement dit.

« On ne désigne par ce nom que le liquide qu'on peut faire sortir par expression mécanique. Il n'y a pas de délimitation précise, elle serait inutile; on peut parfaitement admettre que les changements du suc parenchymateux sont accompagnés de changements correspondants des liquides d'imbibition et que ceux-ci sont plus dilués que lui par suite d'une affinité plus grande des molécules organiques pour l'eau que pour les principes qu'elle dissout.

« Le suc parenchymateux est renfermé dans des cavités perceptibles seulement avec des instruments d'optique puissants. Elles se trouvent dans presque toutes les parties du corps, mais sont surtout abondantes dans le tissu conjonctif, qui peut être regardé d'une façon générale comme un véritable réceptacle du suc parenchymateux. Ses espaces, appelés *espaces lymphatiques*, ont des formes extrêmement nombreuses; ce sont des lacunes, des canaux, des sacs, etc. Au point de vue du volume, on trouve les mêmes différences; tantôt ils ne sont visibles qu'au microscope, d'autres fois ils ont une étendue suffisante pour renfermer les viscères les plus volumineux de l'économie : tels sont le péritoine, la plèvre, le péricarde, etc.

« Étant donnée cette conception du suc parenchymateux et de son rôle, il est facile d'en déduire l'importance de la circulation. Par cela seul que nous avons un élément vivant dont la composition se modifie, la cellule épuisera vite ce milieu. Un animal ne peut vivre indéfiniment dans une pièce hermétiquement fermée et de petit volume; lorsque les gaz d'exhalation sont en trop grande quantité, l'hématose devient impossible : il faut un renouvellement périodique de l'air, c'est-à-dire un apport d'éléments respirables et une évacuation de ceux qui ne le sont plus. Les phénomènes sont exactement les mêmes dans l'intimité des tissus ; l'aboutissant des canaux d'apport c'est le réseau capillaire : les canaux d'évacuation ce sont les veines et surtout les lymphatiques. La différence des pressions dans l'intérieur des vaisseaux centripètes et centrifuges joue un rôle tellement important dans le mouvement des liquides, qu'elle ne saurait être altérée sans que celui-ci soit entravé. La tension veineuse augmente-t-elle au delà d'un certain coefficient ? les lymphatiques cessent de pouvoir suffire à leur tâche et la région s'œdématie. Ces lymphatiques sont-ils eux-mêmes altérés, devenus partiellement imperméables ? le même phénomène se produit. Quand on veut obtenir très vite par compression veineuse l'œdème d'un membre, il faut, comme l'a montré Cohnheim, faire la ligature d'un gros tronc lymphatique. Le massage qui est, comme nous l'avons dit, un adjuvant puissant de la résorption s'adresse donc au système veineux et surtout au système absorbant, il accélère le cours des liquides en tous sens et en diminuant la tension dans le premier il facilite par contre-coup la circulation dans le second (1). »

Cette théorie, qui nous permettra de nous rendre compte de la plupart des phénomènes dont nous serons témoins, qui nous fournira la justification de manœuvres bizarres en apparence, se heurte dès qu'on veut l'appliquer à des difficultés. C'est surtout à des affections articulaires que nous aurons affaire ; le massage s'adresse aux vaisseaux absorbants, nous ne savons à peu près rien sur les lymphatiques des jointures. Où naissent-ils ? comment se comportent-ils par rapport à la synoviale ? se terminent-ils, comme on le croyait, il y a peu d'années, dans des culs-de-sac sans épithélium ou s'ouvrent-ils dans la cavité par des stomates ? Quand

(1) Loven, *Om välfnadssaften i dess förhaallande till blod och lymfkärl.* Hygiea, XXXVII Band, 1875, n° 2, p. 80.

Mosengeil voulut s'occuper de l'action physiologique du massage, il s'arrêta effrayé en face de ces problèmes ; puisque l'histologie n'avait rien appris, il ne restait qu'un moyen, l'expérimentation.

Expériences de Mosengeil. — Les expériences de Mosengeil resteront classiques, car elles éclairent d'un jour nouveau le rôle du massage et l'origine des lymphatiques articulaires. A côté des difficultés théoriques, il y avait des difficultés techniques. Vous voulez savoir quelle influence exerce le massage sur la marche des arthrites, par exemple ; c'est simple, prenez deux animaux, déterminez chez tous les deux une arthrite du genou, massez l'un et abandonnez l'autre à lui-même. Voici le malheur : chez certains animaux vous produisez des inflammations qui suppurent, chez d'autres vous avez des arthropaties bâtardes suivies de formation de produits caséeux avec alternatives de rétrocession et d'exacerbation. Dans les deux cas le traitement mécanique est contre-indiqué. S'il est impossible de compter sur l'inflammation provoquée, il reste un moyen : introduire dans deux jointures similaires un liquide coloré dont on puisse suivre à l'œil nu et au microscope la progression. Le choix de ce liquide n'était pas facile : les grains de vermillon sont trop gros et trop anguleux, les précipités chimiques filtrés sont incolores. Mosengeil s'arrêta après réflexion à l'encre de Chine et encore faut-il avoir soin d'en prendre d'une telle qualité que la dilution soit partout la même et qu'il n'y ait ni grumeaux, ni dépôts.

La solution faite, on en injecta une quantité suffisante dans les deux articulations fémoro-tibiales d'un lapin ; on massa l'une et pas l'autre.

Le résultat des expériences de Mosengeil a toujours été le même. Du côté massé la diffusion du liquide est rapide ; il est poussé dans les vaisseaux lymphatiques et les espaces plasmatiques du tissu conjonctif de la cuisse ; la direction va de la périphérie vers le centre. Le contraste est frappant, quand on examine la jointure non massée : l'articulation reste distendue ; dans un seul cas, on trouve un ganglion lymphatique de la cuisse imprégné, et il ne faudrait pas conclure de là que les vaisseaux afférents ont puisé le liquide dans la cavité synoviale. Des injections répétées, abondantes, avaient déterminé une tuméfaction du genou ; cette pression par augmentation du liquide n'avait point, comme le massage, poussé la substance colorée dans les voies d'absorption ; elle s'était infiltrée du côté où elle trouvait le moins de résistance, dans le tissu conjonctif du voisinage et celui qui sépare les muscles de la jambe ; il est possible que les mouvements et l'action de la pesanteur aient favorisé cette évolution ; il est possible aussi que les traces d'encre de Chine trouvées dans un ganglion de la cuisse aient été apportées par les lymphatiques des interstices infiltrés.

Aucune ambiguïté n'est possible pour l'interprétation des faits : le massage a poussé la matière dans les voies centripètes, il a activé sa résorption à tel point qu'il n'y a aucune comparaison entre le côté massé et celui qui ne l'a pas été.

Pourtant l'animal ne fut point fixé, il pouvait courir, sauter ; les contractions musculaires étaient aussi énergiques d'un côté que de l'autre ; elles favorisaient au même titre la marche des liquides à droite et à gauche. Un autre argument en faveur de notre hypothèse, c'est que le manuel opératoire a une sérieuse importance ; dans quelques cas où le massage fut fait par des mains inhabiles, il n'y eut point de liquide dans les voies lymphatiques, mais une simple diffusion dans le tissu cellulaire.

De ce qui précède nous pouvons conclure que le massage est un agent énergique, il détermine parfois, favorise toujours l'absorption des produits préformés qu'il pousse dans les voies lymphatiques centripètes. Des procédés, qui pouvaient sembler purement empiriques, sont rationnels.

Mosengeil a été, je crois, le premier qui ait entrepris des recherches dans un but déterminé, qui se soit proposé d'étudier non plus la physiologie de tel ou tel tissu, la manière dont il réagit à la suite d'une série d'excitations, mais de voir ce que fait au juste le massage, quelle est la différence de l'absorption et de la diffusion d'une substance colorante dissoute dans un membre qui a été massé et dans un autre qui ne l'a pas été. Cette différence est aussi nette qu'on peut l'exiger; dans le premier cas, nous avons eu des processus comparables aux processus pathologiques, la matière étrangère à l'organisme a été absorbée, transportée : il est facile de comprendre ce qui serait arrivé si, au lieu de noir de Chine, on avait pris une substance septique. Dans le second cas, il est inutile de supposer l'intervention d'aucune force vitale, le liquide s'est infiltré dans le tissu conjonctif par imbibition comme il se serait infiltré dans n'importe quelle trame. Ces faits ne sont pas restés isolés; l'expérimentation avait donné des résultats, il était facile de prévoir qu'on essayerait de les compléter.

Expériences diverses. — Sturm et Salis ont obtenu exactement le mêmes résultats que Mosengeil. Reibmayr et Haffinger ont étendu au péritoine les expériences faites sur les synoviales articulaires. Ils ont injecté de l'eau dans sa cavité chez plusieurs lapins; un deux est massé (pétrissage de l'abdomen) pendant 10 minutes et un autre ne l'est pas, on les sacrifie tous les deux à la fin de l'heure. Chez deux autres lapins, le massage se fait pendant la première et la deuxième heure aussi longtemps que possible, et on les sacrifie à la fin de celle-ci. Pendant la deuxième heure, il y avait moins de résorption chez le lapin massé que chez celui qui ne l'avait pas été. Les modifications de la pression abdominale et l'aspiration résultant des mouvements faits pendant la première heure avaient renversé les conditions dans la seconde. Voici du reste ces résultats tels que les a résumés Kleen.

Moment	Proportion 0/0 du poids de l'eau par rapp. et au poids du corps résorbé.	
	sans massage	avec massage
1re heure	1,57	9.09
2e —	5,83	1.29
Total p. 2 h.	7,40	10,29

Le massage modifie l'absorption dans les interstices des tissus comme à la surface des séreuses; plusieurs facteurs y contribuent. Nous avons suffisamment insisté sur le rôle des lymphatiques; le courant sanguin ne reste pas inactif, la pression exercée sur les veines hâte leur déplétion et diminue la stase s'il en existe. On a dit qu'il se produisait quelque chose d'analogue à ce qui se produit dans la pompe aspirante et foulante; j'aimerais mieux que l'on parlât de l'aspirateur classique des physiciens : plus l'écoulement est rapide, plus l'aspiration est énergique. Mais a-t-on tout bénéfice à masser? La circulation artérielle est centrifuge, et nos frictions lui sont directement opposées. Sans doute, mais les troncs artériels sont profonds, leurs parois ont une contractilité propre, grâce à laquelle un obstacle léger et temporaire est vaincu sans difficulté. La vis a tergo est exactement la même dans le réseau capillaire, qu'on masse ou qu'on ne masse pas. La force propulsive restant constante et la tension veineuse diminuant, la résultante est une augmentation de la circulation artérielle dans une région donnée, une diminution des congestions. On peut concevoir la cellule isolée comme un appareil complet doué d'une force d'adaptation merveilleuse. Si les mouvements sont rapides dans l'atmosphère vivante qui l'entoure, son action sera énergique et sûre. La circulation se fait mieux, l'absorption se fait mieux, les chances d'exsudation, de transformation et d'organisation de l'exsudat diminuent; il est même possible que quand celui-là existe, il soit repris et disparaisse. Pour cela il faut une intervention additionnelle dont nous n'avons rien dit encore; nous nous sommes placés dans l'hypothèse la plus simple, nous ne devons ni rompre une fibre, ni fragmenter un agrégat : au lieu de massage, nous aurions pu écrire effleurement. Les praticiens modifient leur manière de faire suivant le cas, s'ils ont affaire à des lésions déterminées et tangibles, ils ne se bornent plus à passer légèrement à la surface du corps la pulpe du doigt ou la paume de la main, ils frottent et pétrissent; c'est que la résorption ne peut se produire sans fragmentation préalable. L'accélération du courant lymphatique ne suffit pas pour qu'il reprenne un exsudat organisé de vieille date; il faut que celui-ci soit amené à un état de division qui ressemble à celui de l'encre de Chine délayée; que ses particules soient assez fines pour qu'elles puissent être saisies par les bouches absorbantes, qu'il subisse en partie la dégénérescence graisseuse; le massage énergique provoque tout cela : il a un autre avantage, celui de détruire les capillaires qui nourrissent des exsudats.

L'accélération circulatoire est encore augmentée par l'intervention du système nerveux, d'autres fois par celle des éléments musculaires.

Bien souvent, quand on est en présence de lésions musculaires, on a recours au tapotement; nous avons dit comment nous le faisons; cette succession de traumatismes légers est le meilleur moyen de produire l'excitation. Schiff, Kühne, Kölliker ont démontré que l'excitation mécanique suffit pour provoquer des contractions des fibres musculaires, complètement indépendantes du système nerveux; encore une condition excellente pour accélérer la circulation.

Zabludowski a prouvé par une ingénieuse expérience que le massage fait disparaître rapidement la fatigue (1). Une personne reposée, lève à bras fléchi un poids jusqu'à ce que le bras soit fatigué, on fait l'effleurage pendant 5 minutes et au bout de ce temps la même personne peut donner un travail musculaire plus important qu'auparavant; au contraire, si on ne fait rien, elle doit attendre un quart d'heure au moins pour reprendre son exercice. Les contractions produites par voie réflexe sont plus énergiques après qu'avant le massage (c'est encore une remarque de Zabludowski); celui-ci n'influe pas sur l'excitabilité réflexe de la moelle; mais, comme la puissance des muscles est augmentée, leurs contractions ont plus d'énergie.

E. Kleen rapporte qu'un chef d'orchestre de ses amis se fait faire l'effleurage du bras toutes les fois qu'il doit diriger ses musiciens pendant une séance un peu longue; il est beaucoup moins fatigué que s'il n'avait pas eu recours à ce moyen (2).

Il est encore possible d'expliquer l'action sur la fatigue par l'augmentation de l'absorption : cette sensation est une conséquence de l'oxydation des tissus et de l'accumulation des phosphates, des acides carbonique et lactique ; qu'on hâte leur disparition et la fatigue cesse plus vite que par le repos seul. La physiologie explique de l'influence du massage dans les névralgies, nous verrons lorsque nous en parlerons que contre elles nous employons surtout la pression, le tapotement et les trépidations sur le trajet des nerfs, toute pression un peu énergique produit l'engourdissement

(1) Zabludowski, *Die Anwendung der Massage für die Chirurgie und ihre. Grundlagen.*
(2) Kleen, *Handbok i massage*, 1e Haft, p. 38.

d'abord, l'anesthésie ensuite. La même chose se passe du côté des nerfs moteurs. Tigerstedt a démontré que leur excitabilité est augmentée par une pression très faible et diminuée ou supprimée par une forte (1).

Nous n'ajouterons pas autre chose sur l'action physiologique; nous avons voulu donner simplement un aperçu dans ce chapitre général et montrer les résultats auxquels a conduit l'expérimentation; quand nous analyserons les applications du massage, nous tâcherons de nous expliquer ces résultats; nous chercherons dans les données actuellement acquises la raison d'être des faits que nous aura révélés la clinique.

(1) Tigerstedt, *Studien ueber mechanische Nervenreizung*, Helsingfors, 1880.

CHAPITRE IV

MASSAGE DANS LES MALADIES DES ARTICULATIONS

Il est indispensable de commencer par les jointures lorsqu'on veut exposer les applications thérapeutiques du massage. C'est en effet dans leurs affections qu'on l'a employé le plus souvent ; il y a peu d'arthropaties contre lesquelles on ne l'ait essayé. Ceux mêmes qui en ont le plus restreint l'emploi l'admettent dans une partie des cas chroniques. Pour en discuter les indications, pour expliquer son mode d'action, il faudrait passer en revue presque toute la pathologie des jointures; nous ne saurions entreprendre cette tâche. Nous jetterons un coup d'œil sur les principales maladies traitées par le massage, nous montrerons ce que l'on a obtenu et nous ferons entrevoir ce que l'on peut espérer. Nous passerons en revue les maladies articulaires dans l'ordre suivant :

1° Les *affections traumatiques* (entorses et luxations); 2° Les *affections inflammatoires aiguës et chroniques*; 3° Les *maladies diathésiques* (Rhumatisme; arthrite sèche, goutte) ; 4° Les *affections secondaires* (Raideurs articulaires); 5° Les *affections du voisinage*, particulièrement celle des bourses séreuses péri-articulaires ou sous-musculaires. Nous étudierons les ténosynovites avec le système musculaire.

§ Ier. — MASSAGE DANS LES AFFECTIONS TRAUMATIQUES DES ARTICULATIONS.

I. *Entorses.* — Opinions des auteurs relatives à l'action du massage dans l'entorse. — Données fournies par la statistique suivant qu'on masse ou qu'on immobilise. — Précautions à prendre pour le massage. — Observations relatives à des entorses de différentes jointures : Articulations, tibio-tarsienne, du genou, de la hanche, de l'épaule.

L'emploi dans l'entorse est-il rationnel ? Si nous n'avions ni statistique, ni faits, pourrions-nous supposer qu'il doit rendre des services contre les accidents immédiats ou consécutifs, les atténuer et en faciliter la disparition?

Entorse, *foulure* sont des expressions populaires indiquant les complexus morbides d'origine traumatique, assez mal déterminés; en règle générale, les jointures ne sont pas directement intéressées; il existe plutôt des déchirures du tissu conjonctif ou des gaines tendineuses musculaires du voisinage; parfois l'entorse n'est en réalité qu'une ténosynovite traumatique aiguë correspondant aux fléchisseurs, aux extenseurs des orteils, au long péronier latéral ou à d'autres muscles; parfois il n'existe au début qu'une irritation consécutive aux tiraillements qui ont suivi l'accident; plus tard, il se fait un épanchement dans les gaines, présentant certaines prédispositions.

L'anatomie pathologique nous apprend peu de chose; on est arrivé avec les recherches expérimentales de Bonnet (1) et l'analyse des symptômes à conclure qu'il y avait dans les cas légers une distension exagérée des ligaments, dans les cas graves, des déchirures, des ruptures vasculaires et des extravasations sanguines. Les phénomènes cliniques constants sont : au début l'ecchymose, la douleur, l'impuissance fonctionnelle ; plus tard les accidents inflammatoires, l'œdème de voisinage ; la raideur de la jointure. Presque tous sont sous l'influence du même facteur étiologique : l'épanchement sanguin primitif. Le sang agit comme irritant, il entrave la réunion des tissus et détermine des réactions inégales, dont la régularisation est lente et qui ne sont pas toujours salutaires. Nous savons que le massage hâte la résorption, les expériences de Mosengeil l'ont démontré. La pression convenablement faite sur une jointure, active l'entrée des liquides dans les vaisseaux absorbants et par contre-coup leur diffusion dans l'économie. « On transforme avec le massage, dit Philippeaux, un épanchement circonscrit et d'une épaisseur considérable en une infiltration générale ou plutôt en une nappe sanguine large, mince, répartie de l'extrémité du membre vers sa base, et disséminée dans les mailles du tissu cellulaire sous-cutané où se trouvent les radicules veineuses et lymphatiques, organes actifs de l'absorption interstitielle (2). »

(1) Bonnet (de Lyon), *Traité des maladies des articulations*, Paris, 1845. — *Traité de thérapeutique des maladies articulaires*, Paris, 1853.
(2) Philippeaux, *Étude pratique sur les frictions et le Massage ou Guide du médecin masseur*, Paris, 1870.

Il est donc absolument indiqué dans l'entorse; on l'a employé bien longtemps avant que le mécanisme de son action fût soupçonné.

Pouteau déclarait qu'on pouvait, par ce moyen, la guérir d'une façon extemporanée. « Je ne sais par quelle fatalité, disait-il, les chirurgiens ne sont pas ordinairement heureux dans cette petite entreprise qu'on abandonne à des gens sans expérience et qui s'en acquittent pourtant bien (1). » Cet abandon est signalé presque dans les mêmes termes par les écrivains de notre temps. Le massage, dit M. Duplay à propos du traitement de l'entorse, a été le plus souvent abandonné aux rebouteurs, et Hüter ajoute que cet abandon fait leur fortune : s'ils ont plus de vogue que les médecins dans le traitement des maladies de jointures, c'est parce que ces derniers ignorent les principes rationnels de leur traitement (2). » Le reproche est un peu mérité; on a entendu parler vaguement du massage et on s'en défie, voilà la vérité. Les succès des empiriques grossis et prônés outre mesure ont peut-être plus nui à la méthode qu'ils ne lui ont servi. Ils ont eu d'éclatants revers parce que les indications ont été mal interprétées, parce qu'on a laissé sans les réduire des luxations méconnues, ou empêché la consolidation de fractures. De l'audace et une certaine habileté ne suffisent pas pour prévenir de pareils accidents.

« En appliquant le massage avec lenteur, avec prudence, dit M. Mullier, et beaucoup de douceur,

(1) Estradère, *Op. cit.*, p. 156.
(2) Hüter *Klinik. d. Gelenkrankh.* — Pitha und Billroth, *Handbuch der chirurgie.*

je guéris presque sans douleur, contrairement aux rebouteurs. — Celles-ci sont d'ordinaire si fortes, me disait un officier de mon régiment qui s'était fait masser par l'homme de Thélus, que l'expression me manque pour vous les décrire (1). » Bonnet raconte qu'un homme traité d'une entorse du genou par une jeune et habile masseuse guérit en une seule séance; mais l'opératrice fut tellement impitoyable que le pauvre patient perdit trois fois connaissance pendant qu'elle le traitait.

« Si la main d'une femme, ajoute Mullier, peut infliger un tel supplice, quel nom donner au martyre que fera endurer à son client un robuste paysan convaincu qu'il ne saurait apporter trop de force dans l'exercice de ses fonctions ! »

Bon nombre de chirurgiens hésitaient à appliquer le massage abandonné aux empiriques qui guérissent ou nuisent au hasard. Il n'y a pas deux manières de combattre cette indifférence : il faut prouver qu'avec lui on guérit plus vite et mieux que par l'immobilisation ou les dérivatifs. J'en ai eu souvent des exemples : une personne fait un faux pas, il en résulte une légère entorse tibio-tarsienne; elle ne peut marcher et se met au lit. On applique des compresses d'eau blanche, on immobilise la jambe pendant plusieurs semaines; la même personne se fait une nouvelle entorse de la même jointure et elle est guérie en vingt-quatre heures par le massage. N'est-ce pas là une présomption en faveur de son utilité ?

Nous avons dit, à plusieurs reprises, que notre

(1) Mullier, *Archives méd. belges*, t. VIII, 1875, p. 22.

expérience personnelle était favorable au traitement de l'entorse par le massage, et nous avons fait une excursion dans la littérature pour savoir ce qu'en pensaient les maîtres qui ont étudié les maladies des jointures et de leurs annexes : nous n'avons rencontré nulle part une réprobation absolue. En France, on hésite et on temporise : admettons le massage, mais avec précausion, sous bénéfice d'inventaire, et surtout pas d'engouement ni d'enthousiasme ; ne lui demandons que ce qu'il peut donner et gardons-nous de l'expérimenter dans les entorses compliquées, car ce serait le malade qui ferait les frais de l'expérience. Voilà ce que disent, en d'autres termes et avec autorité, Bonnet, Malgaigne, Duplay. En Allemagne, Volkmann n'est guère plus hardi, il redoute avec les auteurs précédents la mauvaise foi et l'ignorance des empiriques, en revanche, quand il a fait le massage dans l'entorse, il s'en est bien trouvé : cette constatation vaut un long plaidoyer. Hueter est convaincu. A qui les faits donnent-ils raison? Ceux qui ont osé avouer qu'ils avaient emprunté un procédé aux rebouteurs n'eussent pas fait cet aveu s'ils n'avaient pu légitimer leur hardiesse par des statistiques. S'ils n'avaient pu prouver qu'avec le massage on guérit plus vite et mieux qu'avec un autre moyen, ils auraient apporté un ou deux exemples en se bornant à les commenter et on leur eût vite opposé la règle de critique historique *testis unus, testis nullus*.

Statistique. — Les statistiques françaises, les premières par ordre de date, sont toutes favorables. Les statistiques de l'étranger ne sont pas moins bonnes, elles ont été faites par des spécialistes, des médecins de l'hôpital, des chirurgiens militaires qui avaient pour objectif de mettre le plus vite possible leurs hommes en état de faire le service.

Les statistiques pures et simples dans lesquelles les faits enregistrés sans commentaires et sans but déterminé sont rares; nous n'avons guère en France que celle de M. Péan (1), publiée à la suite de ses *Leçons de clinique chirurgicale*.

Les observations d'entorses rapportées par Péan sont au nombre de 61, ainsi réparties d'après leur siège :

Poignet	3
Genou	3
Colonne vertébrale (région du cou)	2
Articulation tibio-tarsienne	52
Métatarso-phalangienne	1

Le traitement fut dans tous ces cas fondé sur le même principe : l'immobilisation. On fit garder rigoureusement le lit au malade aussitôt après son entrée à l'hôpital. Lorsque la chose paraissait nécessaire, Péan plaçait le membre dans une gouttière, on appliquait des compresses résolutives et si plus tard les accidents persistaient, on mettait un appareil silicaté.

Retranchons de la statistique les deux cas d'entorses vertébrales dont l'un avait été suivi de perte de connaissance et d'épistaxis. La durée minimum du séjour à l'hôpital a été de 3 jours (dans un seul cas), la durée maximum de 42 jours. Il a

(1) *Leçons de clinique chirurgicale* professées à l'hôpital Saint-Louis. Paris, t. I à VII, 1876-1890.

fallu en tout, pour 58 malades, 919 jours de traitement, ce qui fait un peu plus de 15 jours par individu. Dans tous ces cas, il ne s'agit que d'entorses proprement dites, sans fractures ni luxations concomitantes. Les malades sont entrés aussitôt après l'accident ; une fois seulement, celui-ci remontait à quatre jours. Dans les deux cas les plus graves, qui réclamèrent 28 jours et 42 jours de traitement, tout n'était pas fini à la sortie et après l'enlèvement de l'appareil silicaté, un d'eux gardait de l'œdème périmalléolaire; un autre, une raideur articulaire entravant notablement les mouvements de la jointure.

Le traitement par immobilisation a été rigoureusement appliqué et poursuivi autant que la chose semblait nécessaire; les résultats laissent donc à désirer puisqu'ils nous donnent pour l'entorse simple traitée de bonne heure une durée moyenne de 15 jours.

Nous sommes loin des guérisons après une ou deux séances; de plus pendant tout le temps qu'a été appliqué l'appareil silicaté, les malades ont dû marcher avec des béquilles. Dans les cas que nous avons traités, ils ont souvent regagné leur domicile à pied, en s'appuyant simplement sur une canne; dans ceux de Mezger, c'est la même chose.

Précaution à prendre. — Pour réussir il faut des précautions simples mais indispensables; ne point agir à l'aveugle, savoir ce que l'on veut et où l'on va. Plus l'épanchement est récent, plus la résorption est facile. Malheureusement cette donnée n'est admise ni par les médecins ni par le public. On laisse les exsudats s'organiser et le massage n'intervient qu'en dernier ressort pour réparer le préjudice causé par d'autres traitements. Le malade souffre, la jointure est tuméfiée, comment pourrait-on songer à une médication mécanique? On ne pense plus que si l'on masse convenablement, c'est le meilleur mode d'anesthésie qu'on puisse trouver; aucun n'a aussi vite raison de l'infiltration du tissu cellulaire. Tous les cas ne sont pas guéris [illegible] le même temps; j'ai eu de bons résultats au[illegible]t de 24 heures, dans d'autres il fallait 15 jours ou plus. S'il s'agissait de désordres identiques, s'il n'y avait pas de complications, les différences tenaient toujours à l'intervalle qui s'était écoulé entre l'accident et la première séance. L'expectation peut être funeste; nous avons vu les constatations de Bizet : une partie des amputations de la jambe faite il y a 50 ans chez les militaires avaient pour cause des accidents éloignés des entorses. Il n'est jamais bon de laisser chez les scrofuleux une affection périarticulaire passer à l'état chronique. Les phénomènes initiaux disparaissant, la tuméfaction diminue, les mouvements reviennent; mais comment tout cela finit-il? Souvent par la tumeur blanche — j'emploie encore cette expression traditionnelle et un peu démodée. On admet aujourd'hui des tuberculoses périarticulaires, des foyers limités d'ostéite bacillaire, avec dégénérescence fongueuse de la séreuse; on est bien près de dire qu'il ne faut pas parler de tumeur blanche. Je ne fais pas de revendication en faveur des nomenclatures traditionnelles, mais ce que je sais bien c'est que de la constitution même de l'individu dépendent souvent la durée et la marche des arthropaties; c'est qu'il n'est jamais sage de laisser une affection périarticulaire s'éterniser.

Le massage est donc indiqué dans l'entorse. Son abandon aux empiriques a eu un résultat inattendu; il est né une quantité considérable de procédés techniques à manœuvres précises. Les guérisseurs ont leurs rites et n'ont foi qu'en eux. Cette confiance est absurde; nous sommes en présence de prédispositions multiples, de processus multiples; jamais deux cas ne se ressemblent complètement. Comment une méthode immuable ferait-elle face à tout?

Quand on a affaire à une entorse récente, il n'est pas bon d'imiter l'homme de Thélus, ou la jeune fille dont a parlé Bonnet. La marche des accidents et l'exagération de la sensibilité réclament des frictions très légères. La diminution des accidents inflammatoires est suivie de disparition de l'hypcrestésie; on presse un peu plus fort à mesure que le malade sent moins.

Avantages du massage. — Il guérit dans le sens absolu du mot; il ne reste ni sang, ni sérosité dans les tissus, lorsque les parties divisées se sont vites réunies, car l'expérience a démontré que la réunion des plaies sous-cutanées est plus rapide que celle des plaies à ciel ouvert. Si on se contente d'immobiliser, il reste toujours quelque chose; et ce quelque chose sera suffisant pour appeler une poussée aiguë à la suite du moindre accident. C'est une récidive, dit-on. Nullement. C'est une affection nouvelle produite dans un territoire organique devenu un lieu de moindre résistance à la suite de modifications anatomiques qu'on n'a su ni prévoir ni empêcher.

Les indications sont tout autres dans les cas anciens; il y a des infiltrations, des épaississements; l'effleurage et les frictions légères ne serviraient plus à rien, il faut pétrir; c'est par ce moyen seulement qu'on aura raison des rétractions cicatricielles. Les mouvements passifs sont également indispensables, mais ce qui l'est plus que tout le reste, c'est la patience. On arrive parfois après un traitement de plusieurs semaines à restituer toutes ses fonctions à une jointure qui semblait définitivement immobile. Ce que je ne souhaite à personne, c'est d'avoir à traiter une entorse négligée chez un rhumatisant; la diathèse et le traumatisme se combinent, il se fait des poussées, des soubresauts que l'on ne sait à quoi rattacher : tantôt on dit que l'entorse est mal guérie : d'autres fois que le rhumatisme s'attache à la jointure, tout cela est vrai. Le résultat le plus clair c'est une infirmité qui semble défier les traitements les mieux conduits. On en a raison pourtant, si on est bien persuadé de l'efficacité de sa méthode et si on l'applique avec assez d'énergie et de persévérance.

La marche, lorsqu'elle est possible peu de temps après l'accident, n'a pas les inconvénients qu'on lui attribuait autrefois. On craignait d'augmenter la congestion des tissus, d'étendre et d'aggraver le processus avec la marche précoce; cette éventualité n'est pas si menaçante qu'on le croyait. J'ai permis souvent à des malades de marcher de très bonne heure, lorsque leurs affaires l'exigeaient, et je me suis borné à les prévenir que le traitement serait un peu plus long que s'ils avaient gardé le repos. On fera bien d'exercer une compression légère au moyen d'une bande de toile. Quand il s'agit d'une entorse du membre supérieur, le malade portera le bras en écharpe. Il ne faudra pas négliger les mouvements passifs ; ils seront d'abord peu étendus ; lorsque l'inflammation diminuera on pourra augmenter leur amplitude. Il est prudent de retarder les mouvements lorsque l'on soupçonne des déchirures étendues des ligaments. comme c'était le cas chez un de nos malades.

Indications du massage dans l'entorse. — L'entorse est une des affections qui fournissent les indications les plus nettes du massage. Il est applicable dans tous les cas, quel que soit le siège, immédiatement après l'accident ou plus tard. C'est le seul moyen de prévenir des désordres graves, de hâter la réparation de ceux qui existent. La méthode est essentiellement curative et salutaire. On serait donc tenté de croire que le traitement de l'entorse entre pour un chiffre respectable dans la statistique des médecins masseurs; mon expérience personnelle me fait supposer le contraire. En parcourant les notes que j'ai prises, depuis le début de ma pratique à Paris, je trouve en tout 229 cas comprenant :

121 entorses tibio-tarsiennes.
55 — fémoro-tibiales.
17 — de l'articulation de l'épaule.
13 — de l'articulation du coude.
16 — — du poignet.
7 — — des phalanges.

Ces chiffres portant sur un intervalle de 20 ans sont assez faibles. Je suis persuadé que la plupart de mes confrères pourraient faire la même remarque. Il existe ici les mêmes préjugés qu'à la campagne par rapport à l'entorse. Un accident arrive, le blessé n'a rien de luxé ni de cassé, on le félicite, et chacun est sur le point de lui dire : Lève-toi et marche. S'il n'obéit pas assez vite on croit qu'il y a de sa part un peu de mollesse ou de pusillanimité. Le malade, tout en répétant qu'il n'a rien puisque le squelette et les jointures sont indemnes, se demande pourquoi il souffre tant. Un ami, un voisin le consolent en glissant le nom d'un praticien qui guérit les foulures et on l'appelle ; la plupart des entorses simples sont traitées de la sorte. Lorsque je demande aux malades, qui m'arrivent après 8 à 15 jours, pourquoi ils ont attendu si longtemps, je n'obtiens qu'une réponse évasive et j'en conclus qu'un empirique a passé par là. Il calme la douleur, diminue la congestion et le gonflement et fait marcher le malade ; si le cas est simple c'est un éclatant succès. S'il est grave ce n'est plus la même chose ; je ne veux pas d'immobilisation, mais je n'aime pas non plus les mouvements spontanés hâtifs. Il vaut mieux conseiller un repos de 4 à 5 jours, quand c'est possible ; le malade fera quelques pas d'abord ; pas de marche prolongée, pas de fatigue. Pour les entorses du membre inférieur, il faut un bandage roulé bien fait, autrement l'œdème reparaîtrait. La prudence devrait prémunir contre les manœuvres violentes. Il ne peut arriver rien de bon l'orsqu'il existe des déchirures des ligaments articulaires, des fêlures osseuses, des fractures sous-périostées ; le massage aide au diagnostic, car il diminue la turgescence locale, l'œdème, les extravasations sanguines.

Lorsque les malades venaient le jour même de l'accident ou le lendemain, j'ai réussi à peu près toujours à les guérir en un temps variant de 2 à 6 jours. Lorsqu'ils m'arrivaient plus tard, le traitement durait plus longtemps et la guérison n'était parfois définitive qu'après plusieurs semaines.

Dans un cas, une personne a une entorse légère : la douleur est peu vive, les ecchymoses et le gonflement se développent; plusieurs semaines après, les choses sont dans le même état et elles y restent jusqu'à ce qu'on ait institué un traitement par le massage. Dira-t-on qu'il s'agissait d'une coïncidence et qu'on n'a pas même hâté une guérison en bonne voie?

On pourrait nous objecter que la rapidité de la terminaison portée par nous à l'actif du massage est une rapidité relative; que si certaines entorses ont guéri en quelques séances, d'autres ont réclamé un traitement de plusieurs semaines; que nous rentrons avec celles-ci dans les conditions de l'immobilisation. Sans doute il a fallu parfois longtemps pour atteindre le but, mais ce que l'on ne dit pas, c'est que les cas étaient exceptionnellement graves, c'est qu'on avait affaire à des entorses sortant absolument de la règle générale et qu'on range parmi le petit nombre des éventualités rares; un écrivain que nous avons eu souvent encore l'occasion de citer, M. Berghman, l'un des défenseurs les plus convaincus de la méthode de Mezger, a rapporté une observation d'entorse dans laquelle il fallut *cinquante-deux séances* pour arriver à la guérison (1). Mais il faut avouer qu'il eut affaire à une entorse d'une gravité exceptionnelle.

Nous avons insisté longuement sur cette partie de notre sujet, plus longuement peut-être que semble le comporter l'importance accordée d'habitude aux entorses; n'oublions pas que Baudens, Malgaigne, Volkmann, Hüter, Duplay ont tous insisté sur les inconvénients que peuvent avoir à longue distance des entorses négligées ou traitées à contretemps.

C'est à propos de l'entorse qu'on a parlé d'abord du massage; les travaux des premiers observateurs français, la thèse de Mezger, le premier mémoire venant de l'école d'Amsterdam sur ce sujet, s'y rapportent. On aurait le droit de nous dire, si nous l'avions volontairement négligée ou touchée à la légère, que le massage n'a pas tenu ses promesses.

Dans la plupart des entorses, c'est la médication la plus sûre et la plus simple; même dans les conditions défavorables, lorsque nous voyons le malade longtemps après l'accident, lorsqu'il y a des désordres anatomiques et des troubles fonctionnels sérieux, on peut encore, avec de la persévérance, en avoir raison.

En résumé :

1° A la phase initiale, lorsque nous sommes en présence de tous les phénomènes classiques, y compris la douleur : effleurage;

2° Quand le malade ne souffre plus, frictions et

(1) Berghman, *Nord. med Arkiv.*, 1875, Bd, VII, n° 13, p. 16.

mouvements passifs ; plus tard, mouvements actifs ; ne permettre la marche au début que dans les cas très légers ;

3° Dans toutes les entorses un peu sérieuses, surtout les entorses du membre inférieur, appliquer, après chaque séance, un bandage roulé.

II. *Luxations.* — Quand et pourquoi il faut faire le massage. — Indications. — Luxation des fibro-cartilages articulaires du genou. — Luxation de l'épaule.

Ambroise Paré avait recommandé les mouvements passifs pour faciliter la réduction de certaines luxations, afin de résoudre l'humeur épanchée et de mieux étendre les fibres des muscles et des ligaments (1). Cette pratique avait pour but de faire disparaître l'obstacle à la réduction qui pouvait provenir des muscles, de les fatiguer et d'amener la disparition des contractures temporaires. La découverte du chloroforme a rendu ce procédé inutile, on atteint plus vite et plus sûrement le but avec la *narcose* qu'avec aucune manœuvre. Les anciens prescrivaient aussi le massage après la réduction, pour rendre plus vite aux muscles leurs fonctions. Malgaigne est obligé de reconnaître qu'à la suite des luxations il faut recourir de bonne heure aux mouvements passifs pour prévenir les raideurs (2).

Le massage est indiqué au même titre que dans les entorses ; la luxation la plus simple est toujours accompagnée de froissements, de déchirures, d'un

(1) Ambroise Paré, *Œuvres*, édition Malgaigne. Paris, 1840.
(2) Malgaigne, *Traité des fractures et des luxations.*

peu d'épanchement sanguin immédiat et plus tard d'arthrite.

Les indications du massage. — Dans certaines articulations les luxations sont à peu près toujours accompagnées de fractures; celles-ci priment tout, et la première condition d'un traitement bien compris, c'est qu'il ne nuise pas à la consolidation. Rien n'empêche d'essayer le massage dans les luxations spontanées tenant à des processus morbides de vieille date; dans les luxations habituelles qui se reproduisent sous l'influence de la plus légère cause, comme on en observe assez souvent à la mâchoire inférieure; ce qui peut arriver de pis c'est qu'il ne donne rien. Je ne m'en occuperai pas particulièrement, à propos des luxations des pieds, de la hanche, du poignet, du coude, de la mâchoire inférieure. Si, par impossible, elles n'étaient accompagnées d'aucune complication, du côté du système osseux, on pourrait l'employer avant l'accident pour simplifier la réduction, après celle-ci, pour remédier aux désordres concomitants. Les règles générales que nous avons tracées trouvent leur application. Tout ce qui diminue la douleur et la tuméfaction peut aider au diagnostic. Il sera souvent facile de connaître après effleurage, si l'on est en présence d'une luxation vraie, d'une entorse, ou d'une fracture juxta-articulaire.

La réduction faite, les manipulations sont utiles pour favoriser la résorption des extravasats intra ou extra-articulaires, pour prévenir les synovites, faciliter la réunion des parties divisées, éviter l'infiltration œdémateuse persistante et plus tard pour combattre une de ses conséquences fréquentes, le relâchement de la capsule ou des ligaments qui prédispose à la reproduction de la luxation. Les accidents dont nous parlons sont parfois assez sérieux à l'épaule pour que plusieurs mois après la luxation les blessés puissent se servir difficilement, ou ne puissent pas se servir du tout de leur bras. Cet inconvénient est surtout fâcheux chez les personnes âgées, plus exposées que d'autres à l'atrophie du deltoïde. On le prévient par le massage : on procédera avec des précautions extrêmes : l'effleurage ne peut nuire ; les mouvements passifs sont utiles ; il ne faut jamais commencer les derniers de bonne heure,sans cela on s'exposerait à exagérer les déchirures ou à entraver leur guérison. Je n'y ai recours qu'après deux ou trois semaines, et j'attends une semaine encore ou davantage pour permettre aux malades de se servir de leurs jointures.

Particularités relatives au genou. Luxation des fibro-cartilages articulaires. — Les opinions des auteurs sur la luxation des fibro-cartilages sont variables. Emil Kleen et Johnsen croient que le ménisque interne est luxé le plus souvent et refoulé à l'intérieur. Erichsen (1), Berghman ont parlé de la luxation du fibro-cartilage externe : d'après eux, il peut être déplacé en avant, arriver au-dessus de tubérosité du tibia, il est alors possible de le découvrir par la palpation, sous les téguments en dedans du condyle externe du fémur. W. Scott Lang a divisé les luxations des fibro-cartilages du genou en luxations complètes ou incomplètes des ménis-

(1) Erichsen, *System of Surgery*. London.

ques interne et externe. Les plus communes seraient les luxations incomplètes du fibro-cartilage interne; elles se produiraient pendant la flexion et la rotation en dehors, parce qu'à ce moment il n'est plus pressé entre le tibia et le fémur. On fait la réduction par la rotation de la jambe en dedans, et la flexion. Le ménisque externe est luxé, à la suite de la flexion et de la rotation; pour réduire, il faut fléchir la jambe sur la cuisse, la tourner en dehors, et l'étendre lorsqu'elle est dans cette position. L'opération est assez difficile pour que bien souvent on ne puisse l'entreprendre sans anesthésie chloroformique(1).

Le diagnostic est facile : la jambe est à peu près immobilisée à demi flexion sur la cuisse; il existe une douleur constante produite par la tension des ligaments croisés, par la tension des ligaments croisés, par la pression sur les ligaments latéraux; l'aspect du malade rappelle beaucoup ce que l'on observe dans les cas de corps mobile articulaire.

La luxation est suivie d'épanchement dans la synoviale. A la palpation et à l'inspection on trouve souvent des changements de formes très nets, correspondant aux côtés de la jointure et aux bords latéraux du tendon rotulien. Si le ménisque est luxé en avant, il existe une dépression de la capsule; s'il est luxé en arrière, elle est au contraire saillante. Ces phénomènes existaient chez d'autres malades que j'ai eu l'occasion de traiter.

Luxations de l'épaule. — Les accidents que

(1) *Internal Derangements of the knee-joint*, *Edinb. Med. Journ.* 1886, Déc. p. 517., 1887, fév., p. 108, mars, p. 710.

nous avons à combattre au moment de la réduction de la luxation de l'épaule ou peu auparavant sont les mêmes que dans les entorses et les phlegmasies aiguës, et nous avons discuté les indications physiologiques; quant aux désordres ultérieurs, nous y reviendrons.

§ 2. — MASSAGE DANS LES AFFECTIONS INFLAMMATOIRES DES ARTICULATIONS.

Indications générales du massage. — Avantages de la mobilisation précoce.

Les phlegmasies primitives des jointures existent; mais par où commencent-elles? L'arthrite primitive, produite par le traumatisme ou une autre cause, est en réalité une synovite; bien souvent, le processus reste limité au revêtement séreux. Hueter et ses élèves ne parlent presque plus d'arthrite; Volkmann, qui en parlait encore, avait une conception de la maladie semblable à celle de Hueter; il admettait que la capsule fibreuse est un prolongement du périoste dont l'intérieur est recouvert par la synoviale; celle-ci est une séreuse d'un ordre particulier. C'est pour cela que le massage réussit. Quel avantage aurait-il dans une ostéite? C'est un modificateur de l'absorption; pour qu'il remplisse son rôle, qu'il crée des vides artificiels, qu'il produise des déplétions et agisse sur le mouvement nutritif, il faut qu'il rencontre des tissus mous et non des surfaces rigides. Il ne peut venir à l'idée de personne que la malaxation, même énergique, des cylindres osseux, modifie le courant sanguin dans les canaux de Havers et active les échanges dans les ostéoblastes.

Si nous avons obtenu des résultats aussi satisfaisants et aussi rapides dans les entorses, c'est que nous avons déterminé la résorption des liquides épanchés.

Le traumatisme d'une jointure ou de son voisinage ne produit pas nécessairement des tiraillements ou des arrachements; la capsule fibreuse, les tendons musculaires peuvent rester intacts. Hueter l'affirme et l'explique. Les tissus présentent des différences notables d'élasticité : la synoviale en a moins que la peau. Une violence extérieure la comprime contre les surfaces osseuses, qui sont dures. Supposons qu'une personne montant un escalier frappe avec une certaine force son genou contre l'angle saillant d'une marche, elle n'aura peut-être ni plaie ni ecchymose; l'épiderme et les vaisseaux du derme ont résisté, mais rien ne dit que ceux de la synoviale aient fait de même; rien ne dit qu'il ne s'est pas produit une déchirure, suivie d'un peu d'épanchement sanguin dans la jointure; l'hémostase se fait moins bien que dans le tissu conjonctif ambiant, le sang peut couler longtemps par l'orifice artificiel résultant de la rupture, avant qu'un caillot l'obture. Les hémartroses ne sont pas rares après les contusions; le sang agit comme irritant, il produit une exagération et un trouble persistant dans la sécrétion ; la résorption est lente et se fait mal ; 48 heures après l'accident, l'articulation est remplie par un mélange de caillots et de sérosité.

« *La synovite séreuse est le plus souvent produite par la contusion articulaire et l'épanchement du sang dans la cavité de la synoviale* (1). »

Nous avons vu la même chose à la suite des entorses; d'accord avec Phélippeaux, nous en avons tiré une indication relative à l'emploi du massage; servons-nous-en, disions-nous, pour diviser la masse sanguine, en favoriser la résorption; dans le cas actuel, les indications sont les mêmes.

On explique difficilement pourquoi l'emploi des frictions resterait limité à l'entorse; pourquoi personne, jusqu'à ces dernières années, n'avait songé à l'étendre aux phlegmasies aiguës des synoviales qui, comme le fait observer Hüter, sont presque toujours traumatiques.

En France, comme en Allemagne, on admettait naguère la nécessité absolue de l'immobilisation dans les phlegmasies articulaires aiguës. « C'est surtout en *immobilisant*, en couvrant de topiques froids, qu'on réussit à arrêter l'inflammation, dit M. Duplay. »

D'après Volkmann, il faut s'occuper avant tout, pour le traitement des arthrites aiguës, de fixer la jointure malade, et de placer convenablement le membre (2). Hueter emploie un paragraphe entier pour démontrer l'utilité de cette pratique : « Le repos est la condition première et essentielle du traitement antiphlogistique dans les organes soumis aux mouvements, dit-il.

On immobilisait donc dans les phlgmasies confir-

(1) Hueter, *Klinik der Gelenkkrankheiten*, p. 103.
(2) Estradère, *Loc. cit.*, p. 152.

mées pour prévenir la transformation purulente de l'exsudat; à la suite de contusions et des luxations, le repos et la fixation étaient le moyen prophylactique indispensable. Persuadés que la méthode n'avait pas le moindre inconvénient, les chirurgiens l'employèrent avec tant d'enthousiasme que beaucoup de jointures furent immobilisées pour toujours; c'était un résultat inattendu et décevant. Malgaigne, si défiant à l'égard de toutes les nouveautés, si timoré lorsqu'il s'agit d'une intervention active, est obligé de reconnaitre les dangers du repos trop prolongé.

Si l'on parle de mouvements, c'est toujours à propos de désordres déjà établis qu'il s'agit de faire disparaître; ceux qui songent à les prévenir ne supposent pas un instant qu'il soit utile de commencer dès la période aiguë.

Au mois de décembre 1879, une discussion intéressante eut lieu à la Société de chirurgie de Paris, sur la thérapeutique des affections des jointures. Le professeur Léon Le Fort posa en principe qu'il ne faut jamais songer aux mouvements tant qu'il existe des accidents inflammatoires. Il allait même plus loin et prescrivait l'immobilisation absolue dans l'arthrite fongueuse.

M. Armand Desprès, s'appuyant sur l'autorité de Boyer, voulait bien ajouter la compression à la fixation; mais, pas plus que son collègue, il n'admettait les mouvements tant qu'il existait de la douleur.

Dans un mémoire sur le massage, lu quelques années auparavant à la Société de médecine de Helsingfors, le professeur Estlander avait également déclaré que les frictions ne sont pas indiquées pendant le stade inflammatoire des arthropaties (1).

En présence d'idées aussi arrêtées, il fallait un certain courage pour se poser en réformateur ; pour manipuler un genou lorsque les accidents inflammatoires étaient en pleine activité ; pour ordonner de marcher à des personnes qui pouvaient à peine le faire, lorsque leurs médecins étaient disposés à regarder cette pratique comme téméraire et à en attendre d'irréparables malheurs ; Mezger a eu ce courage. N'eût-il fait que cela ! nous devrions le considérer comme un initiateur et lui accorder la première place parmi les défenseurs et les vulgarisateurs du massage.

Il fallait que sa conviction fût bien profonde, que les faits fussent démonstratifs, car ses élèves ont reproduit sa doctrine sans faux-fuyants, sans ces atténuations diplomatiques auxquelles on a recours quand on veut faire accepter une opinion insolite et hardie.

M. Berghman ne s'est pas contenté de la mention sommaire renfermée dans le compte rendu qu'il a publié en collaboration avec Helleday ; il a fait précéder sa statistique personnelle d'un exposé de principes représentant probablement l'expression la plus exacte et la plus complète qui existât alors dans la doctrine de Mezger.

Des périls nombreux menacent les articulations

(1) Estlander, *Det therapeutiska värdet af gnidningar sådana de användas i vaar folkmedicin.* Finska-Läkare-sällsk.-Hand. 1872, n° 23.

blessées, dit-il en substance ; lorsque les accidents aigus sont passés, rien n'est fini. Quelle arme possédons-nous pour lutter contre ces périls ? Aucune. Les compresses froides, la glace, les saignées locales, les dérivatifs et les révulsifs entrent en jeu, et quand tout cela échoue, on a recours au moyen ultime : à l'immobilisation. Sans elle pas de salut ; avec elle, on n'arrive point à restituer au membre sa fonction. Elle conduit presque sûrement à l'infirmité, quand l'arthrite porte sur une jointure importante. Ce n'est pas un remède décisif ; ce serait plutôt un remède douteux auquel on se résigne. Mezger a prouvé qu'on en avait un autre, et qu'en prenant le contre-pied de ce qui était admis on arrivait à guérir. Ses élèves étaient surpris au début de le voir masser des jointures atteintes d'accidents aigus, recourir aux mouvements passifs, permettre de bonne heure aux malades de vaquer à leurs travaux. Ils étaient plus surpris encore en constatant que ceux-ci se rétablissaient vite et complètement (1).

Le massage est donc un antiphlogistique puissant ; il fait disparaître la stase veineuse, active la résorption de l'agent immédiat des phlegmasies ; rétablit les choses dans l'état normal. Tout, en pareil cas, se réduit à une question d'opportunité.

Avantages de la mobilisation précoce. — Quand les chirurgiens s'efforçaient de soustraire une jointure au frottement des draps, par crainte de la douleur ou de conséquences plus graves, nous

(1) Berghman, *Om de acuta traumatiska ledgaangsskadornas behandling med massage.* Nord. med. Ark. Band. VII, n° 13, p. 31.

pratiquons l'*effleurage*, nous soumettons le membre à des *extensions* et des *flexions systématiques*; quand on prescrivait l'immobilité absolue, nous engageons les malades à marcher.

Les accidents aigus, au lieu d'être un obstacle, deviennent une indication. Dans une situation aussi tranchée, le problème est facile à poser : ou l'immobilisation n'a pas les avantages qu'on lui attribue et elle n'est ni nécessaire, ni utile. Si au con. traire elle les possède, avec la méthode opposée les insuccès doivent l'emporter sur les succès.

A côté de guérisons incertaines on doit trouver d'éclatants revers; des arthrites suppurées rendant nécessaires des amputations à la suite de traumatismes légers; des statistiques comparables à celles de Baudens. La plupart des élèves de l'école d'Amsterdam n'étaient pas convaincus de leur arrivée; il est extrêmement probable que quelques-uns au moins, en présence d'échecs palpables du massage, auraient mis le public en garde.

Nous ne trouvons rien de cela; Witt tremblait en voyant la hardiesse de Mezger, et Witt n'hésite pas à dire à ses confrères : « Faites comme lui. » C'est un argument pérempoire.

§ 3. — MASSAGE DANS LES MALADIES INFLAMMATOIRES DES ARTICULATIONS.

ARTHRITES AIGUES. — L'inflammation aiguë des jointures peut être *spontanée* ou *traumatique*.

L'*arthrite spontanée* ne se développe pas indifféremment chez tous les sujets : il faut, pour qu'elle se produise, une cause organique générale constitutionnelle ou accidentelle. A ce titre, on pourrait la faire rentrer avec un peu de bonne volonté dans le cadre des affections diathésiques. Les phlegmasies traumatiques semblent avoir leur place toutes marquée à côté des entorses et des luxations.

Ces affections inflammatoires présentent des particularités. A côté d'arthrites spontanées, franchement diathésiques, qu'il est possible de rattacher soit au rhumatisme, soit à la blennoragie, on en trouve d'autres, rares il est vrai, dans lesquelles la cause générale est moins nette : les malades n'ont eu auparavant aucune manifestation rhumatismale, aucune maladie virulente occasionnelle. Les mêmes remarques s'appliquent aux arthrites traumatiques.

Arthrite traumatique. A la suite de l'accident, il s'est fait une synovite plus ou moins étendue ; bien que les tissus péri-articulaires soient sains et que les surfaces osseuses aient conservé leurs rapports. Le massage indiqué dans la plus grande partie de ces affections, ne l'est pourtant pas dans toutes ; il est loin de donner constamment les mêmes résultats. Spontanées ou traumatiques, les arthrites aiguës peuvent être accompagnées : 1° d'un épanchement séreux ou séro-sanguinolent ; 2° d'un exsudat fibrineux, ayant dès le début de la tendance à s'organiser et à produire des adhérences plus ou moins résistantes entre les surfaces articulaires et une fausse ankylose ; 3° d'une suppuration de la jointure. Le massage est indiqué dans les deux premières variétés ; il faut se garder de l'employer dans la troisième.

Résultats du traitement par le massage. — Le

massage conduit vite et sûrement au but; dès les premières séances la douleur et la tuméfaction diminuent et la résorption est définitive. Quelques cas même semblaient peu appropriés au traitement. Un malade se fait une entorse suivie d'une propagation inflammatoire à la synoviale articulaire, on traite par les dérivatifs ou les émissions sanguines en maintenant le membre dans une immobilité rigoureuse. Ce traitement est suivi de succès — la chose arrive parfois; — au bout d'un mois ou davantage, le blessé peut marcher. Cela veut-il dire qu'il y a *restitutio ad integrum*, qu'il ne reste plus qu'un souvenir du traumatisme antérieur? Nullement; l'articulation est devenue un lieu de moindre résistance; une station debout prolongée, une marche de quelques heures, s'il s'agit d'une jointure du membre inférieur, suffiront pour produire de l'épanchement, de la rougeur, de l'œdème; vous reprenez le traitement qui vous a réussi la première fois, il vous réussit encore, mais il ne saurait, en aucun cas, mettre à l'abri des récidives.

Cette susceptibilité pathologique développée à la suite d'un accident ne paraît pas s'accorder avec l'idée d'une guérison parfaite. Il est probable qu'il reste des lésions imperceptibles pour le médecin, insensibles pour le malade et compatibles avec un fonctionnement régulier de l'articulation. C'est une loi de pathologie générale que, plus une maladie se prolonge, plus il y a de chances qu'elle altère l'organe touché. Le massage, nous l'avons déjà dit à propos de l'entorse, guérit plus vite que toute autre méthode; par conséquent il y a moins de chances d'altérations organiques persistantes, moins de chances de répétitions quand on s'en sert. Dans les manifestations tardives, il donne d'excellents résultats; mais nous ne saurions dire de quelle manière il impressionne l'article; atténue-t-il la prédisposition aux récidives? vaut-il mieux que les anciens procédés? On serait tenté de répondre par l'affirmative, en faisant observer qu'avec eux on a pu se mettre à l'abri des accidents ultérieurs, même en intervenant dès l'origine.

Berghman a réuni de nombreux cas qu'il a eus à traiter. Les affections en question étaient aiguës dans l'acceptation propre du mot; c'est-à dire que l'accident avait eu lieu depuis huit jours au plus quand on commença le massage; dans tous, sauf cinq, il y eut deux séances par jour. Les faits sont au nombre de 145; ils comprennent des entorses, des arthrites avec épanchement de sang ou de sérosité. Voici comment ils se répartissent :

Articulations	tibio-tarsienne	70
—	diverses du tarse.	10
—	de la main.	10
—	des doigts et des orteils	6
—	du genou.	41
—	du coude	5
—	acromio-claviculaire	2
—	scapulo-humérale	3

L'âge des malades a varié de 6 mois à 70 ans. Chez tous, sans exception, la guérison a été parfaite et s'est maintenue; en règle générale, elle a été d'autant plus prompte que le traitement a commencé plus tôt.

Dans les cas où il ne s'est pas écoulé plus de

quatre jours entre le traumatisme et le début du traitement, il a fallu 12,44 séances en moyenne.

ARTHRITES CHRONIQUES. — On pourrait, avec un peu de bonne volonté, faire des arthrites chroniques de toutes les affections des jointures qui suivent une marche lente : les épanchements séreux appelés, en France *hydarthroses*, en Allemagne *hydropisies articulaires*, ont pour origine un processus inflammatoire chronique ; la même remarque s'applique aux arthropaties rhumatismales ou goutteuses, à celles des scrofuleux, aux déterminations articulaires de la tuberculose. Il me paraît utile, étant donné le point de vue particulier auquel je me place, de distinguer nettement les affections les unes des autres.

Le massage guérit sûrement un certain nombre d'arthrites, il en améliore à peine d'autres; enfin, dans un certain nombre de cas il est nettement contre-indiqué; car son influence sur l'état local est problématique, et il n'est nullement démontré qu'il ne puisse pas contribuer à produire des accidents généraux graves. Je fais allusion aux affections tuberculeuses des jointures sur lesquelles j'aurai à revenir.

Supposons pour l'instant que nous avons affaire à un malade qui n'a pas eu récemment de maladie aiguë; qui n'est ni scrofuleux, ni tuberculeux, ni rhumatisant, ou du moins, qui n'a jamais présenté de manifestations franchement rhumatismales, chez lequel il n'est pas possible de soupçonner une invasion bacillaire de la synoviale ou des tissus péri-articulaires. Ce malade n'est nullement à l'abri des arthrites chroniques : elles peuvent se produire après une phase très nette d'acuité ou suivre dès l'origine une marche lente et insidieuse: elles peuvent rester fibrineuses, produire des adhérences ou même des végétations intra-articulaires.

Ces faits, connus par l'examen nécroscopique d'articulations malades, ne peuvent pas être constatés pendant la vie; on y remonte par induction et par analogie. L'observation directe prouve qu'il existe des *arthrites chroniques d'emblée sans épanchement*, mais il en existe aussi dans lesquelles la cavité de la synoviale est *remplie* plus ou moins complètement *par un liquide séreux* : celles-ci constituent les *hydarthroses* des ouvrages classiques.

Les arthrites sont plus fréquentes au genou, plus faciles à traiter que dans n'importe quelle autre jointure; et l'articulation est volumineuse, très accessible : le massage énergique et complet ne présente pas de difficultés.

L'articulation coxo-fémorale, moins exposée aux phlegmasies traumatiques, protégée qu'elle est par sa situation contre les violences extérieures, est plus difficile à masser; on ne peut guère agir sur elle chez les enfants et chez les personnes amaigries.

Il se fait des arthrites chroniques accompagnées d'épanchement dans la plupart des jointures, mais par cela même qu'elles sont presque toujours multiples, presque toujours accompagnées d'accidents du côté du système musculaire, ou même des viscères, il est rationnel de conclure que ce sont des manifestations locales d'une maladie générale; à ce titre que nous les étudierons plus loin.

Des variétés que nous venons d'indiquer celles qui sont surtout justiciables du massage sont les *arthrites avec épanchement séreux*. La méthode est contre-indiquée s'il y a du pus ; nous ne parlerons pas de la variété correspondante.

Action du massage dans les arthrites chroniques. — MM. Berghman et Helleday font justement remarquer qu'il y a bien peu d'arthropaties chroniques dans lesquelles le massage ne soit pas indiqué; il arrive souvent qu'une affection mal déterminée d'un membre inférieur a pour origine une lésion limitée d'une jointure qu'on pourra reconnaître avec un examen attentif. « Nous avons été vivement frappés, disent ces auteurs, du premier cas de cette nature que nous avons eu l'occasion de voir.

Il s'agissait d'un vieillard qui souffrait, depuis trois mois, d'une faiblesse de la jambe droite ; celle-ci avait peu à peu augmenté, de telle sorte, qu'après une courte marche il devait s'arrêter; il lui était même presque impossible de monter les escaliers Pas de douleurs, mais un sentiment constant de fatigue dans la jambe. Pas de traumatisme ni d'affection aiguë des articulations; il a vu de nombreux médecins, les uns lui ont dit que c'était une affection rhumatoïde, les autres que c'étaient des accidents nerveux. Une fois on diagnostiqua une parésie des muscles de la jambe consécutive à une spondylite guérie depuis longtemps. Quand Mezger fit l'examen, il ne trouva pas la moindre anomalie du côté de la colonne vertébrale. Les muscles de la jambe intéressée étaient en voie d'atrophie et la température était un peu plus basse que du côté sain ; les articulations coxo-fémorales et tibio-tarsiennes ne présentaient rien d'anormal. Les mouvements actifs et passifs des genoux n'étaient pas diminués d'amplitude, il n'y avait pas d'épanchement et leurs contours étaient réguliers.

Tout à coup, Mezger mit le doit sur un point parfaitement limité à côté de la rotule. « C'est là, dit-il, » et en effet, le malade poussa un cri de douleur. On diagnostiqua une synovite chronique circonscrite, et la flaccidité des muscles de la jambe fut attribuée à un trouble de nutrition consécutif à une immobilité relative de longue durée. Après quatre semaines de massage, il ne restait plus au malade qu'un peu de fatigue en montant les escaliers. »

J'ai eu plusieurs fois à traiter des cas de même ordre. Ces synovites chroniques sèches limitées sont très difficiles à découvrir ; c'est d'habitude au genou qu'on les rencontre, il est rare qu'elles soient bilatérales et symétriques. Les lésions siègent en général près des bords latéraux de la rotule d'un seul côté moins souvent au-dessous d'elle : lorsqu'on appuie un peu plus fort sur ces points, il arrive ce qui est arrivé dans les cas de Mezger : les malades jettent un cri ou font un brusque mouvement de douleur. Pourtant il n'existe pas d'épanchement, presque pas d'induration ; le contraste entre les symptômes objectifs et subjectifs est frappant : les premiers sont à peu près insignifiants; les seconds ne sont assez graves pour rendre la marche difficile ou impossible. Certaines personnes sont obligées de garder complètement le lit, inutile de dire qu'en pareil cas, le diagnostic est toujours incertain; le plus souvent même on a parlé de plusieurs maladies, de rhumatismes, d'affections du système nerveux central ou périphérique, etc. Les traitements institués conformément à ces hypothèses n'aboutissent à rien.

Je suis persuadé que la plupart des faits décrits sous le nom de névralgies, de névroses articulaires, se rapportent à des synovites chroniques limitées analogues à celle dont nous venons de parler. Ils sont excellents pour le praticien qui sait le reconnaître : un massage énergique, bien fait, portant sur le siège même du mal et sur les muscles atrophiés, a raison de tout; la douleur, l'impuissance fonctionnelle, l'atrophie disparaissent comme par enchantement. Le malade et ses proches sont d'autant plus surpris d'un pareil résultat que le diagnostic avait été moins certain et le pronostic plus réservé.

Le massage est plus facile et il n'existe même pas une apparence de contre-indication dans les arthrites chroniques accompagnées dès le début d'épanchement séreux.

Les praticiens pusillanimes hésitent dans la plupart de ceux dont nous avons parlé jusqu'ici; lorsqu'il existe le moindre phénomène aigu, ils s'abstiennent pour ne pas l'exagérer; lorsque tout est fini ils s'abstiennent encore, tant ils redoutent de provoquer une rechute. On ne peut songer à rien de semblable dans bon nombre d'hydrartroses.

Hydrartroses. — Du commencement à la fin, tout va lentement, par conséquent on est sûr de ne pas nuire, et pour peu qu'on croie au massage, on ne risque rien à l'appliquer à l'hydartrose.

La plupart de ceux qui se sont occupés du traitement des hydartroses par le massage sont d'accord sur ses bons effets. M. Kiener dit formellement qu'il vaut beaucoup mieux que les dérivatifs et les révulsifs. Mosengeil seul déclare qu'il n'a obtenu que des résultats assez satisfaisants et il attribue cet insuccès relatif à une obstruction des voies de résorption qui se produirait lorsque l'hydartrose date de longtemps. Il est difficile sans doute d'intervenir alors avec assez d'énergie dans la nutrition des tissus articulaires et périarticulaires pour déterminer une résorption rapide ; même en pareil cas, le massage seul peut guérir complètement.

Dans la statistique de Johnsen, comprenant 43 hydartroses anciennes réunies sous le nom générique de *synovites séreuses chroniques*, nous trouvons 34 guérisons radicales et 9 améliorations ; le nombre des séances a varié de 19 à 85.

Dans le cas même où l'on n'aurait qu'une amélioration, on n'est pas toujours autorisé à déclarer la méthode insuffisante ; parfois les malades interrompent le traitement et reprennent leurs occupations dès que les mouvements ont été moins douloureux.

La distension passive de la capsule, qui perd une grande partie de son élasticité, se produit à la suite de tous les épanchements qui durent longtemps ; je l'ai vue après des entorses immobilisées. La disparition du liquide n'amène pas la rétraction de la capsule ; elle reste molle ou flasque et la jointure a perdu sa solidité. Au genou j'ai observé l'anomalie appelée *genou de polichinelle*. Pour que le malade pût marcher, il fallait absolument consolider artificiellement ses articulations par l'application d'un bandage élastique. Ces accidents frappent plutôt les individus affaiblis par l'âge ou les maladies. Le massage augmente la vitalité des tissus et leur tonicité : il faut également le faire porter sur les muscles. Ceux-ci sont plus ou moins atrophiés : tout ce qui augmente leur énergie les rend plus aptes à contribuer à la tension de la capsule.

J'ai eu l'occasion de traiter récemment un garçon de huit ans, chez lequel un relâchement des ligaments de l'articulation tibio-tarsienne s'était produit à la suite d'une fracture de l'extrémité inférieure du tibia (fêlure intéressant probablement la surface articulaire). Lorsque cet enfant avait marché un peu longtemps, il se produisait constamment de la tuméfaction au niveau de la jointure : la marche était difficile et incertaine ; le petit malade se tordait le pied à chaque instant. Le médecin ordinaire était absolument opposé au massage; il avait déclaré que l'application d'un pareil procédé n'aurait d'autre résultat que de relâcher l'articulation plus qu'elle ne l'était. Après six semaines de traitement, tout était rentré dans l'ordre et le malade marchait aussi bien qu'auparavant.

Dans d'autres cas de relâchement articulaire datant de longtemps, le massage m'a également donné les meilleurs résultats.

Massage de muscles atrophiés. — Les personnes guéries d'arthrites chroniques ne peuvent pas toujours se servir immédiatement de leur membre. L'articulation qui a été le siège de l'épanchement, s'il y en a eu, reste douloureuse et cependant on ne trouve rien d'anormal dans la forme et la consistance. Cela tient le plus souvent à ce qu'on n'a pas accordé une attention suffisante à l'atrophie des muscles du voisinage. On a supposé, avec une certaine apparence de raison, que ce trouble était capable de produire seulement de la fatigue et de la faiblesse du membre, mais qu'il ne pouvait jamais déterminer la douleur; c'est une erreur.

Dans les cas que j'ai observés, j'ai massé les muscles atrophiés; la guérison a été complète et jamais je n'ai eu de douleurs persistantes. Lorsque des malades, traités au début par d'autres, se sont adressés à moi, j'ai commencé par agir sur les muscles; quand ils ont repris leur volume normal, tout a disparu. A la suite d'une fracture du péroné, je notai une atrophie de tous les muscles de la jambe et du jarret: j'obtins une guérison complète par le massage. Il est facile de s'expliquer les douleurs; d'après Hueter les saillies osseuses, les capsules et les ligaments ainsi que les muscles contribueraient à maintenir, dans leurs rapports physiologiques, les surfaces articulaires. Qu'une de ces forces vienne à être supprimée ou notablement diminuée et l'articulation s'en ressentira au moindre mouvement; lors de l'atrophie des muscles, les surfaces tendent à s'écarter, les ligaments sont tiraillés, de telle sorte que la jointure devient sensible à la pression; les douleurs partant d'un point de la périphérie s'irradient dans toute son étendue. Ces faits ont été bien étudiés récemment par le Dr Bazy (1).

Nous n'avons parlé jusqu'ici que des hydartroses développées sous l'influence d'une irritation inflammatoire initiale si légère qu'elle soit ; il existe des *hydropisies vraies produites par l'exsudation lente et continue de sérosité dans la cavité articulaire*. Depuis six ans, j'ai eu l'occasion de traiter de nombreux cas d'hydartroses spontanées des genoux, se rattachant à cette variété ; l'épanchement s'était produit en douze heures, la tuméfaction avait atteint son maximum dans le même temps : tout disparaissait spontanément au bout de sept à quatorze jours et se reproduisait. Les poussées présentaient une périodicité relativement régulière ; dans un cas, les deux genoux étaient pris alternativement ; le massage ne produisit pas plus de résultat que d'autres médications, l'administration du sulfate de quinine en particulier. Dans les hydartroses ordinaires, j'ai réussi à faire disparaître le liquide et presque toujours à empêcher sa reproduction, probablement en modifiant la surface de sécrétion ; je suis disposé à croire qu'il s'agit dans les autres cas d'un trouble vaso-moteur.

Des arthrites chroniques à sécrétion séreuse peuvent se produire dans toutes les jointures. On en observe cependant plus souvent au membre inférieur qu'au membre supérieur, plus souvent au genou qu'ailleurs. Je ne veux pas faire de statistique et chercher le coefficient de fréquence précis pour chaque articulation.

(1) Bazy, *Progrès médical*, 23 mars 1889.

On fera bien de se rappeler, lorsqu'on est en présence d'une affection ilio-lombaire dans laquelle le massage semble indiqué, qu'il existe des hydartroses sacro-iliaques. Elles se traduisent souvent au début par de la difficulté de la marche et de la pesanteur dans la région. Une douleur à la pression au niveau de l'articulation est pathognomonique ; comme cette articulation est profonde, entourée de couches musculaires épaisses, il faut exercer une pression énergique. J'ai vu plusieurs de ces hydartroses qui avaient été prises pour des sciatiques.

§ 4. — MASSAGE DANS LES AFFECTIONS DIATHÉSIQUES ET SECONDAIRES DES ARTICULATIONS.

Plusieurs des affections articulaires que nous avons vues, plusieurs des affections musculaires ou nerveuses que nous verrons se produisent en même temps que d'autres accidents prochains ou éloignés. Ceux-ci marchent parallèlement, leur succèdent, alternent avec elles, à tel point qu'il est difficile de croire à des manifestations indépendantes les unes des autres.

ARTHRITES RHUMATISMALES ET GOUTTEUSES. — Une personne a, sous l'influence d'un traumatisme, d'un refroidissement ou d'une irritation quelconque, une phlegmasie de l'articulation fémoro-tibiale ; on examine avec soin les appareils, on scrute les antécédents et on ne trouve rien ; il y a lieu de supposer que l'affection est isolée et accidentelle. Si au contraire on a relevé, dans l'examen clinique, des particularités qu'on peut rattacher au rhumatisme, à la goutte, à la scrofule; si le malade a contracté une blennorrhagie imparfaitement guérie, les conditions ne sont plus identiques. Que même l'analyse la plus soigneuse des symptômes nous montrerait seulement de la déformation et des phénomènes subjectifs locaux, il existe un élément constitutionnel que nous n'avons pas le droit de négliger.

La phlegmasie articulaire était dans le premier cas, l'affection fondamentale; c'est elle qui servait d'orientation à la thérapeutique.

Dans les arthrites diathésiques ou secondaires, c'est moins net : il existe un état général complexe, mal connu. C'est contre cette prédisposition nébuleuse qu'il faut lutter; tant qu'elle entrave le cycle régulier des échanges organiques, on n'a rien obtenu. Par le massage, on fait disparaître l'épanchement du genou et du coude, on rend à la jointure son intégrité, au membre ses fonctions, mais pour combien de temps? Peut-on promettre un résultat définitif? En obtiendra-t on même un temporaire? Est-on sûr de ne pas nuire? De ces questions dépendent les indications du massage. Il est utile dans les arthropaties accidentelles; nous l'avons démontré, nous démontrerons qu'il est aussi utile dans les myopathies.

L'observation seule peut nous apprendre si le rhumatisme, la goutte, la scrofule, la tuberculose, la blennorrhagie ne renversent pas les termes du problème, ne rendent pas impossible la réaction sur laquelle nous comptons.

1° Le rhumatisme retentit sur les articulations. L'idée de la diathèse a été si bien associée à celle de ces organes dans l'esprit des nosographes, qu'ils ont essayé de l'étendre par synthèse et de créer l'arthritis, maladie générale plus compréhensive que le rhumatisme. Nous n'avons pas à nous occuper de la forme aiguë, personne n'a songé et ne songera à lui appliquer le massage. Restent les formes chroniques.

On peut dire d'une façon générale que l'arthrite du rhumatisme chronique, quelle que soit sa forme, n'est presque jamais isolée.

Il est indispensable de tenir compte, lorsqu'on examine une articulation, de l'état de la jointure similaire. Sans ce terme de comparaison, beaucoup de changements de forme seraient imperceptibles ; par ce moyen seulement on peut apprécier avec quelque exactitude les variations de l'épanchement.

On examinera scrupuleusement toute la région, toutes les articulations, toutes les bourses séreuses du voisinage, autrement on serait exposé à découvrir, pendant qu'on fait le massage, des lésions qu'on n'avait pas soupçonnées.

Les arthrites des grosses jointures absorbent trop l'attention. Souvent des articulations moins importantes sont prises, et leurs lésions sont accompagnées de phénomènes qu'on s'explique difficilement. J'ai vu les articulations péronéo-tibiales et acromio-claviculaires intéressées, lorsque rien n'eût pu faire supposer qu'elles l'étaient.

Ces déterminations ne sont pas isolées : il existe souvent en même temps des arthrites accompagnées d'épanchements au genou, à l'épaule, ou même dans les bourses synoviales du voisinage. La même remarque s'applique aux articulations phalangiennes de la main et du pied ; aux articulations des doigts et des orteils avec les métacarpiens et les métatarsiens. On aurait tort de supposer que ce sont là des accidents insignifiants et faciles à guérir ; ils sont souvent au contraire extrêmement tenaces ; le diagnostic est difficile, ces arthrites n'attirent l'attention que quand elles sont assez prononcées ; pour provoquer la douleur, il faut exercer une pression énergique.

Précautions à prendre. — Avant d'attaquer les épanchements, on examinera, avec une grande attention, les muscles voisins et les tendons dont les gaines passent près des jointures traitées ; s'ils sont pris ou en voie d'atrophie, on les massera avec énergie et persévérance : autrement tout ce qu'on a pu obtenir du côté de la jointure est insuffisant.

Le massage n'a d'avantage que dans le rhumatisme articulaire présentant une certaine fixité ; il est inutile dans les douleurs vagues ou erratiques. Même dans le premier cas, les résultats sont incertains ; nous avons vu, lorsque le rhumatisme semblait stationnaire, une nouvelle poussée remettre tout en cause. Quand plusieurs jointures sont prises, les séances sont fatigantes pour le praticien ; les malades souffrent, se plaignent ; on n'obtient rien pendant longtemps. Il est souvent utile de faire deux séances dans la journée. On ne doit jamais oublier que le rhumatisme est une maladie générale et que les effets du massage sont purement locaux ; il serait donc à désirer qu'il servît d'adjuvant à une cure thermale énergique comme celle d'Aix-les-Bains, ou d'autres de moindre intensité comme celles de Wildbad, Ischl ou Ragatz(1).

L'application du massage dans le cours d'une détermination rhumatismale est souvent interrompue par des poussées d'intensité variable. Parfois, les jointures se tuméfient, deviennent un peu sensibles à la pression et tout est fini, il est inutile de suspendre le traitement. Mais si l'on a affaire à des accidents aigus ou subaigus, il faut s'arrêter. Parfois la crise semble produire une modification favorable dans la manière dont réagissent les jointures : l'amélioration se produit plus vite après qu'avant.

Goutte. — Dans la goutte, je n'emploie le massage que l'attaque finie, s'il reste de l'arthrite chronique avec ou sans épanchement. Aux orteils, j'ai réussi parfois à faire disparaître des tophus, lorsque ceux-ci n'étaient ni durs, ni anciens. Chez certaines personnes, il est difficile de dire si on est en présence du rhumatisme ou de la goutte, tant les manifestations sont ambiguës. Il vaut mieux, dans ce cas, admettre l'hypothèse de lésions goutteuses et agir en conséquence.

J'ai rangé à côté des phlegmasies articulaires qu'on peut rattacher au rhumatisme et à la goutte, les *arthrites déformantes.*

Arthrites déformantes. — Se rattachent-elles aux états indiqués ? On ne peut pas l'affirmer. Leur processus très opiniâtre est essentiellement

(1) Voy. De la Harpe, *Formulaire des eaux minérales, de la balnéothérapie et de l'hydrothérapie*, Paris, 1894.

chronique ; le massage ne peut rien contre lui ; mais il rend quelques services en diminuant l'atrophie musculaire qui accompagne la maladie.

Les manipulations habituellement employées dans les arthrites chroniques sont l'*effleurage* et les *frictions*. Le *tapotement* n'est indiqué que si l'arthrite a un caractère torpide tel qu'il fai le provoquer uneréaction et réveiller la vitalité des tissus. M. Kleen conseille de commencer par des frictions énergiques sur la partie de la jointure malade la plus rapprochée du centre : En ce point, la résorption des produits divisés serait plus rapide et plus facile que partout ailleurs ; elle est encore aidée par les mouvements passifs. Pour calmer l'irritation consécutive aux frictions on finit en effleurant. Nous ne voyons aucun inconvénient à ce qu'on procède de la sorte.

Arthrite ou synovite granuleuse hyperplasique. — Ses rapports étiologiques avec la scrofule. — Tuberculoses articulaires. — Contre-indication absolue du massage.

Il existe aujourd'hui, parmi les pathologistes, une tendance manifeste à reléguer la scrofule parmi ces états indéterminés et commodes, auxquels on fait appel lorsqu'on ne réussit pas à expliquer par un autre moyen l'évolution d'une maladie. La plupart des phénomènes qu'on rattachait naguère à la scrofule sont dus à des tuberculoses locales ; un grand nombre de lésions torpides et envahissantes sont bacillaires. Je ne crois pas cependant qu'on soit autorisé à regarder comme tuberculeuses toutes les phlegmasies chroniques proliférantes des jointures.

Il y a quelques années, Hueter, s'efforçant de déterminer mieux qu'elles ne l'étaient les affections décrites par Percival Pott sous le nom générique de *tumeurs blanches*, distinguait des *ostéites périarticulaires destructives*, des *tuberculoses locales de la séreuse* ou *de l'os*, des *synovites granuleuses hyperplasiques*.

On aurait tort de rattacher toutes les productions de cet ordre au tubercule. Certains individus présentent une suppuration de longue durée qui n'a rien de spécifique et peut être consécutive à la présence d'un séquestre ou d'un corps étranger dans les tissus. A l'orifice des trajets fistuleux, se trouvent de véritables granulomes développés sous l'influence de l'irritation produite par le pus. Qu'on tarisse la suppuration, et ces produits disparaîtront sans qu'il soit nécessaire de recourir à la cautérisation ou à l'abrasion. Ni les examens microscopiques, ni l'observation clinique ne permettent de dire qu'il y a constamment dans ces conditions des bacilles tuberculeux. Existe-il entre les cavités synoviales et le reste de l'économie des différences telles qu'il soit impossible de supposer que le même processus puisse s'y produire? Nous avons vu se développer sous l'influence du traumatisme et d'autres irritations des phlegmasies plus ou moins aiguës ; l'exsudat peut être séreux, séro-purulent, séro-fibrineux ; il peut s'organiser, en partie, de manière à produire des adhérences entre les surfaces articulaires, des fausses ankyloses.

J'ai souvent rencontré des arthrites chroniques dans lesquelles l'épanchement, manifeste au début, s'était résorbé, sous l'influence du repos, de la dérivation ou de tout autre traitement. La jointure n'avait repris ni son volume, ni ses fonctions ; elle était restée tuméfiée, les ligaments et la capsule étaient indurés et rigides ; la cavité semblait remplie par une masse solide mollasse ; j'ai cru pouvoir rattacher ces cas aux synovites granuleuses hyperplasiques. Ils ne présentent ni les poussées aiguës, ni la tendance destructive des tuberculoses. Il ne se forme presque jamais d'orifices fistuleux, on n'observe pas d'invasion secondaire du testicule, du péritoine ou du poumon. Cette notion nous indique que le processus de ces cas ne présente rien de spécifique ; que les fongosités intra-articulaires renferment des éléments plus ou moins avancés en organisation, quelques vaisseaux, mais pas de bacilles ; de l'étiologie, nous ne savons rien. Pourquoi une arthrite chronique, probablement simple à l'origine, donne-t-elle lieu, chez certains sujets, à une hyperplasie granuleuse tandis que chez d'autres elle ne produit rien ? On est obligé de tenir compte de l'état général et de faire intervenir la scrofule, mais qu'est-ce que la scrofule ?

Rapports étiologiques de l'arthrite avec la scrofule. — L'aspect particulier du facies, la forme du nez, la tendance aux excoriations, la susceptibilité du système lymphatique dont les ganglions s'enflamment sous l'influence de la plus légère irritation, regardés comme les caractères essentiels de cette maladie il y a quarante ans, n'ont plus la même valeur pour les médecins de notre temps. Un fait est évident : les échanges organiques sont tels chez certains individus que les réactions nécessaires pour guérir ne se font pas ; la phlegmasie devient chronique et hyperplasique.

Je ne vois dans tout cela aucune contre-indication du massage. Avec les frictions et le pétrissage on favorise la désagrégation et la dégénérescence graisseuse des masses granuleuses ; la résorption des produits fragmentés est rendue plus facile.

Toutes les fois qu'on se trouve en présence d'une arthrite chronique, sans suppuration, sans trajets fistuleux, il faut masser, on obtiendra de bons résultats.

Tuberculoses articulaires. Contre-indication du massage. — Que les extrémités osseuses ou la synoviale soient envahies, cela n'a pour nous aucune importance. Des présomptions de tuberculose sont des contre-indications du massage ; on n'obtiendrait aucune amélioration et il n'est jamais bon d'activer la résorption de produit renfermant un élément spécifique qui n'a que trop de tendance à envahir.

Le massage ne peut intervenir que tardivement, lorsque les phénomènes aigus sont arrêtés et que tout permet de croire à la disparition définitive des bacilles, ce n'est plus une arthrite qu'on traite c'est une *raideur articulaire*.

ARTHRITE BLENNORRHAGIQUE. — On s'est peu occupé jusqu'ici du massage dans les arthrites blennorragiques ; leur origine, leur caractère souvent aigu, et leur multiplicité laissant peu d'espoir de guérison par ce moyen. Je crois qu'il est bon de l'essayer lorsque la manifestation est bien localisée.

Tant que l'écoulement continue, on n'obtient

généralement rien ; on arrêtera le traitement et l'on engagera le malade à revenir un peu plus tard; dans plusieurs cas de ce genre le résultat fut excellent, et, au bout de sept semaines, la guérison était complète. Ne serait-il pas rationnel de ne commencer à traiter les jointures qu'après la guérison complète des accidents uréthraux?

§ 5. — MASSAGE DANS LES RAIDEURS ARTICULAIRES (FAUSSES ANKYLOSES).

En 1887, j'ai publié une monographie sur ce sujet. Les personnes que la question intéresse n'auront qu'à lire ce mémoire; j'en extrais ce qui concerne le manuel opératoire applicable aux différentes articulations (1).

On peut rattacher les raideurs articulaires à trois causes :

1° Le *traumatisme*; 2° le *rhumatisme*; 3° les *phlegmasies chroniques* greffées souvent sur cet état général auquel on donne le nom de *scrofule*.

1° Les indications sont faciles à saisir dans les *ankyloses traumatiques*; la nature de l'accident primitif est connue. Nous pouvons dire dès maintenant que la plupart ne sont pas défavorables, et pourtant, il est difficile de deviner toujours l'étendue des lésions. Dans certains cas une plaie pénétrante articulaire produit une faible réaction : le malade conserve après sa guérison une raideur facile à vaincre. D'autres fois un traumatisme léger

(1) Norström, *Traitement des raideurs articulaires au moyen de la rectification forcée et du massage*, Paris, 1887.

en apparence détermine des troubles fonctionnels persistants. Tel fut le cas chez une malade dont l'observation a été le point de départ d'un travail classique de Langenbeck. « A l'âge de trois ans, écrivait cette personne, j'eus le malheur de tomber d'un banc et de me blesser la jambe gauche. Le genou resta épais, tuméfié, le médecin supposa que c'était une tumeur blanche. Un an plus tard, et sur le conseil de plusieurs autres, on fit des tentatives pour redresser ma jambe qui était fléchie, on les répéta jusqu'à ma douzième année; il y a cinq ans, les tendons furent coupés deux fois. Pendant quelque temps la jambe fut plus droite. Les douleurs, très violentes auparavant, étaient un peu moindres. Après ma douzième année, quelques tentatives d'extension furent faites pendant trois mois sans résultat. Je fus envoyée pendant deux ans à Tœplitz, les bains ne servirent à rien, la jambe devint encore plus courbée et moins mobile (1). »

A tout cela il faut ajouter les suites de l'immobilisation. Les expériences de Menzel démontrent que chez des animaux robustes comme le chien, l'immobilité seule suffit pour produire une altération des cartilages, qui aboutirait à une ankylose si on l'abandonnait à elle-même.

M. Reyher, ayant entrepris en 1873 de nouvelles expériences sur ce sujet, a obtenu les mêmes résultats; mais il les interprète autrement que Menzel. D'après lui, lorsque des articulations qui n'étaient

(1) Langenbeck, *Die gewaltsame Streckung der Kniekontracturen...* Hanover, 1838.

pas primitivement malades s'ankylosent par le fait de l'immobilité, les franges synoviales se trouvant au voisinage du point de contact des cartilages établissent des adhérences entre eux. Elles ne résulteraient pas de l'immobilisation, mais des mouvements qui l'interrompent et déterminent des irritations de la séreuse, ou bien la propagation à celle-ci d'accidents inflammatoires nés dans le voisinage.

L'origine traumatique n'est nullement une contre-indication; les résultats du traitement sont excellents dans les cas que nous avons observés. Les plus mauvais cas sont ceux dans lesquels la fausse ankylose s'est produite à la suite de fractures para-articulaires. Celles de l'olécrâne par exemple présentent une gravité toute particulière.

Lorsque les raideurs du coude tiennent à une infiltration périarticulaire persistante, le massage et les mouvements communiqués ont d'excellents effets. Nous en avons vu un exemple dans lequel il s'agissait, non d'une fracture mais d'une luxation ancienne (1). En revanche, dans certains cas, peu fréquents il est vrai, la mobilité de l'articulation est détruite par suite de la formation d'un cal exubérant qu'on ne peut espérer rompre; le même fait peut se produire au genou; au poignet, il est plus rare.

2° Les *fausses ankyloses d'origine rhumatismale* présentent des variétés nombreuses. Elles sont d'autant plus résistantes que le processus date de plus longtemps; que les poussées ont été plus nom-

(1) Voy. *Traité théorique et pratique du massage*, p. 208.

breuses. Les cas de cette nature ne sont pas défavorables; les cartilages ne présentent qu'un peu d'hypertrophie sans synéchies, ni productions nouvelles; tout s'est passé du côté du système fibreux, des tendons ou du corps charnu des muscles. Le massage permet d'obtenir ce que l'on ne pourrait avoir avec l'extension ou la flexion forcée seules.

3° Nous arrivons à une série *d'arthrites à fond diathésique, à marche chronique*, interrompue par des épisodes qui remettent tout en cause.

Les renseignements fournis par l'anatomie pathologique sont peu rassurants; ils montrent qu'une articulation intéressée par elles est menacée d'ankylose complète; ils justifient amplement la défiance et les réserves. Tout abandonner plutôt que de s'exposer à alimenter le processus morbide, telle doit être la règle fondamentale.

Mais la tumeur blanche est guérie, les trajets fistuleux sont fermés, les fongosités sont organisées, les os ont pris leur consistance définitive. Nous avons affaire à un infirme dont la jambe atrophiée est fléchie sur la cuisse, atrophiée elle-même; dont le bras ne fonctionne plus, dont l'articulation coxo-fémorale ou scapulo-humérale ont perdu une partie de leurs mouvements. Que devons-nous faire? une amputation ou une résection? Quelquefois, mais pas toujours; si l'ankylose est complète, tout est inutile; si elle ne l'est pas, essayons quelque chose. Ni l'état actuel, ni les conditions anatomiques, ni l'étiologie ne fournissent de contre-indications.

Nous verrons plus loin que, dans des ankyloses

incomplètes, même serrées, l'énergie et la persévérance conduisent à des résultats inattendus.

L'étiologie donne à penser; une tumeur blanche ne se développe pas au hasard chez tous les individus; nous avons vu un traumatisme léger provoquer chez les rhumatisants des arthrites à tendance formative. Chez d'autres, une cause aussi insignifiante aboutit au processus dont nous venons d'essayer de donner une idée. Ceux-là sont des gens à tare organique dont les tissus présentent peu de vitalité et peu de réaction; jeunes, ils ont des affections ganglionnaires; adultes, des suppurations intarissables et souvent des affections viscérales à marche insidieuse. Admettre que ces manifestations irrégulières et cachectiques sont autant de tuberculoses locales, c'est aller trop loin.

Il y a des *arthrites fongueuses non spécifiques*, et des *arthrites fongueuses bacillaires*. L'intervention mécanique est toujours légitime dans les premières; elle l'est dans les secondes, lorsque les accidents du début sont passés et qu'on a le droit de penser à une disparition radicale des bacilles. Ce serait raisonner faux que de se dire en présence d'une fausse ankylose du genou ou du coude : « Respectons la; elle a peut-être été bacillaire. » Si elle ne l'est plus on n'a aucune chance de provoquer une recrudescence d'accidents locaux et de disséminer de dangereux microorganismes.

Les *raideurs de l'épaule* ne réclament pas les mêmes manœuvres que celles du coude ou des doigts; ce qui reste constant c'est le principe.

Le massage employé comme adjuvant de la

rectification forcée. — Notre méthode est simple : ses procédés ont été appliqués isolément, rarement ensemble ; elle en comprend deux : le massage et la rectification manuelle des déviations, par conséquent la rupture des adhérences. Le massage est utilisé de bien des manières avant et après la rectification ; il rend de véritables services dans les atrophies secondaires ; aucun procédé ne vaut mieux pour activer ou régulariser leur nutrition ; il sert à prévenir les réactions provoquées par des manœuvres énergiques. Son action physiologique même l'explique.

Dans la *flexion*, l'extension ou l'abduction forcées, on a déchiré des brides fibreuses ; les craquements l'ont indiqué : il s'est formé parfois dans l'articulation, souvent autour d'elle, des hémorragies, des infiltrations sanguines. En lui-même cet accident n'a pas d'importance ; il en prend par ses conséquences. L'action irritante de ces extravasats donne à certaines entorses une gravité particulière ; on peut assimiler les désordres produits dans les rectifications forcées à ceux de l'entorse. Tout le monde redoute avec raison les accidents inflammatoires ; la manœuvre active finie, c'est à eux que l'on songe. L'immobilisation absolue paraît indiquée ; n'est-ce pas la mesure antiphlogistique par excellence ? Elle n'entrave pas la résorption du sang, mais elle favorise la reproduction des brides rompues.

Il vaut mieux recourir à un procédé qui a fait ses preuves, et n'expose pas à la reproduction des adhérences. On doit se contenter de *l'effleurage*. Tant superficiel et tant doux soit-il, il produira presque toujours une douleur d'autant plus vive que la tension est plus prononcée dans les parties enflammées; cette douleur disparaît en quelques minutes, aussitôt que la sérosité a été refoulée dans les voies lymphatiques et l'énergie de la pression peut être légèrement augmentée. Les séances dureront au moins un quart d'heure; on les répétera plusieurs fois par jour pour ne pas donner à l'œdème le temps de se reproduire comme dans les arthrites traumatiques accidentelles.

J'arrive au *redressement*. D'un côté sont les audacieux qui veulent atteindre le but en une fois, sauf à le dépasser; de l'autre les timides, qui redoutent le plus léger craquement et espèrent amener, on ne sait comment, la disparition des adhérences pathologiques sans rien rompre.

La *rectification brusque* (brisement forcé) est parfois meilleure que la *rectification graduelle*, parfois plus mauvaise. Peu de personnes ont fait une application suivie du massage. Appliqué à l'avance dans le but de faciliter une intervention, il doit être énergique, les frictions et le pétrissage sont indiqués; ils donnent une certaine souplesse aux tissus, améliorent la nutrition locale; l'étendue des mouvements augmente. Après l'extension ou la flexion, le massage devient résolutif, antiphlogistique; anesthésique; il consiste en effleurages qu'on poursuivra pendant une dizaine de minutes.

On n'a pas à tenir uniquement compte des renseignements que fournissent l'étude des commémoratifs et de l'état local; nous avons souvent affaire à des enfants, qui n'écoutent guère les plus beaux raisonnements. Ils souffrent peu quand on les laisse en repos et les mouvements sont douloureux; ils tiennent à ne pas souffrir. Les parents ne sont pas des auxiliaires bien utiles; ils ont entendu dire que la méthode a donné de bons résultats chez une personne de leur connaissance et ils veulent bien l'essayer car elle ne réclame ni bistouri, ni machines; peu acceptent la chloroformisation. Préjugés, sans doute, mais quel praticien peut mépriser les préjugés?

On réglera la chronologie du massage et de la rectification. Il faut savoir ce que l'on peut attendre de l'un et de l'autre.

Exemples d'application simultanée des deux procédés à différentes articulations. — Avons-nous affaire à des *immobilisations dans une situation vicieuse*, à des *déformations consécutives*? Faisons pendant quelque temps un massage préliminaire; le procédé est peu douloureux, l'amélioration est sensible; la tâche est simplifiée et nous serons dans de meilleures conditions lorsque nous voudrons pratiquer l'extension ou la flexion forcées. Si ce sont les contractures qui dominent, les circonstances sont moins favorables, il faut commencer de bonne heure les rectifications. Il n'est pas nécessaire d'attendre la fin des accidents inflammatoires; dans certaines arthropaties, cette temporisation reculerait le début du traitement et lui enlèverait une partie de ses chances de succès.

Les déformations, les rétractions, les anomalies de direction et de fonction du membre peuvent tenir : 1° à *l'articulation* ou à *son voisinage*, 2° *aux muscles*. Nous avons vu les lésions articulaires, des épaississements et des rétractions de la capsule, des formations de faux ligaments, des synovites tendineuses avec adhérences des tendons à leurs gaines; des myosites avec diminution de la capacité d'extension des muscles. On peut savoir en quel point les lésions sont le plus prononcées, il suffit de tenir compte du siège précis de la douleur et de la tuméfaction.

Après les tentatives de rectification, l'application du procédé est souvent suivie de phénomènes réactionnels : si l'opérateur n'est pas fixé sur leur origine et leur importance; s'il n'a pas soin de prévenir le patient ou ceux qui s'intéressent à lui, il ne fera qu'augmenter les défiances et rendre son rôle plus difficile. Le massage des articulations est suivi d'une amélioration progressive; le malade prend très vite courage. Au contraire, après le redressement forcé la jointure est plus douloureuse qu'avant. Il est de première importance de bien renseigner le malade sur ces particularités avant de commencer.

La douleur est passagère; elle cesse presque lorsque la manœuvre est finie; on a facilement raison de celle qui persiste par le massage. Le craquement effraie tout le monde à tort; il indique qu'on a rompu des adhérences, que des portions de tissu rétracté ont cédé, c'est ce que l'on veut. Les sugillations sanguines, la tuméfaction n'ont pas plus d'importance ; elles ne persistent guère quand le massage est fait à propos. Au membre inférieur, par exemple, il arrive parfois, lorsqu'il existe des contractures du demi-membraneux, du demi-tendineux et du biceps, qu'on observe une tuméfaction de la partie inférieure de la cuisse au début, plus tard le même phénomène se produira à la partie supérieure.

Pour la flexion ou l'extension forcée, il faut tenir compte de l'énergie des résistances et de l'état du système osseux. Si l'on a affaire à des sujets chez lesquels il est mal développé, on fera bien attention de ne pas faire porter la force sur des leviers trop longs, pour ne pas s'exposer à des fractures. Si le membre est en flexion, par suite de la tendance que présente surtout cette anomalie à se reproduire, on ne risque pas dans la rectification artificielle, de dépasser le degré qu'on veut atteindre. Le malade fera lui-même, aussitôt qu'il le pourra, des mouvements actifs.

Pour les *ankyloses incomplètes*, les contre indications sont peu nombreuses; je ne connais que la sénilité, l'affaiblissement et une impressionnabilité nerveuse extrême. Dans ces derniers cas la temporisation est de rigueur; inutile d'entreprendre un traitement qu'on serait forcé d'interrompre. Que les malades patientent, suivent une médication appropriée, arrivent à des conditions générales satisfaisantes et il sera toujours temps de commencer.

Les *fausses ankyloses de l'épaule* sont assez fréquentes.

Ankylose de l'épaule. — Une intervention active est presque toujours nécessaire. Bonnet faisait déjà remarquer qu'on doit agir ici comme pour toutes les articulations, c'est-à-dire par des mouvements doux et gradués ou par la rupture violente des adhérences (1).

Voici comment je procède : le malade est placé dans un fauteuil dont le dossier ne dépasse pas son épaule. Je le fais asseoir près du bord latéral, de telle sorte que le jeu de son bras, au moment d'exécuter les mouvements forcés, soit tout à fait libre. Si nous avons affaire à l'épaule gauche, nous la saisissons et nous le fixons par une pression énergique (2), en même temps, avec l'autre main, nous empoignons le bras au-dessus du coude. L'abduction est faite ensuite dans le sens de la plus grande résistance, c'est-à-dire presque toujours de bas en haut et d'avant en arrière. J'ajoute, lorsque la résistance est un peu moindre, des mouvements de circumduction (moulinet) dont j'augmente peu à peu l'amplitude.

On ne doit pas abandonner le bras aussitôt après la séance, il faut le tenir une minute ou deux dans l'abduction.

Si la résistance est considérable ou si l'on veut très vite atteindre son but, l'abduction forcée sur l'épaule est préférable ; ce procédé permet d'agir avec plus de vigueur. Le patient est assis sur une chaise assez élevée ; le médecin convenablement

(1) Bonnet, *Traité de thérapeutique des maladies articulaires.*

(2) Cette précaution est indispensable, car, par suite de la mobilité, l'omoplate suit tous les mouvements du bras ; c'est même une des raisons pour lesquelles cette ankylose est facilement tolérée jusqu'à un certain point par les malades. Sans fixation préalable, il serait impossible de faire une rectification convenable, de déchirer les adhérences ou de vaincre les contractures musculaires et capsulaires.

baissé est incliné devant lui du côté intéressé ; le coude du malade est appuyé solidement sur son épaule. L'opérateur croise ensuite ses deux mains sur l'épaule malade de manière à fixer l'omoplate, puis, en se relevant, il soulève le bras du patient de bas en haut. Ce procédé, plus énergique que le précédent, est aussi plus douloureux. Quand les mouvements sont devenus satisfaisants, on peut en revenir au premier.

Dans la dernière période du traitement, le malade devra faire lui-même des mouvements actifs : ceux de moulinet avec ou sans haltères me paraissent les plus simples et les meilleurs. On a dit qu'ils pouvaient provoquer des poussées inflammatoires, je n'en ai jamais vu.

Ankylose du coude. — Pour le coude, je saisis solidement l'extrémité inférieure du bras avec la main gauche et l'avant-bras un peu au-dessus du poignet, puis je lui imprime des mouvements graduels de manière à ce qu'on puisse peu à peu porter l'extension à un degré plus élevé que le maximum précédent. Il est bon, après chaque séance, de ne pas abandonner immédiatement le membre, mais de le maintenir étendu pendant deux minutes ou plus longtemps si le malade le supporte. Lorsque la douleur est trop vive, on a recours comme d'habitude au massage ; il faut un *effleurage* énergique.

On peut encore procéder de la manière suivante : Le malade agenouillé place son bras dans toute sa longueur sur une banquette rembourrée, ou, à défaut de cet appareil, sur une table ordinaire : il se trouve à côté du médecin qui est debout ; on pourra également dans certains cas le faire placer sur un fauteuil approprié ou une chaise longue de telle sorte que le bras, depuis le moignon de l'épaule jusqu'au coude, repose sur un plan rigide ; les manœuvres consistent à augmenter graduellement en déployant plus ou moins d'énergie, l'angle que l'avant-bras fait avec le bras : pour cela les mouvements alternatifs de flexion ou d'extension sont indispensables, le malade fera lui-même après la séance tous ceux qu'il pourra : inutile d'ajouter que, comme pour l'épaule, un massage soigneux est necessaire.

Si on avait affaire à la variété la plus rare, *l'ankylose dans l'extension*, on procéderait de la même manière, seulement les mouvements, comme bien on pense, devraient être imprimés en sens inverse ; au besoin on fera en même temps que la flexion la pronation et la supination. La participation intelligente et continue du malade à la cure est nécessaire ; il faudra qu'il fasse avec persévérance tous les mouvements, même les mouvements un peu douloureux dont il sera capable.

Je conseille, lorsqu'il s'agit d'une *ankylose dans la flexion*, des exercices gymnastiques, entre autres la suspension par le bras lorsqu'elle est possible ; pour cela, on fait monter un appareil très simple, consistant en une corde attachée à un anneau ou à un crochet fixé à une certaine hauteur.

L'ankylose dans la supination ou *la pronation* est rarement isolée. Il faudrait pour avoir affaire à la première que les mouvements d'extension et de flexion pussent s'exécuter avec leur régularité normale, tandis que la pronation serait impossible. Il est rare qu'on ait une intégrité absolue des deux mouvements de rotation si les autres sont sérieusement entravés. Supposons que nous voulions remédier à l'immobilisation du coude gauche en supination, nous le saisissons avec la main gauche, de manière à bien le fixer; en même temps nous prenons l'avant-bras un peu au-dessus du poignet, notre pouce tourné du côté de la face palmaire et nous communiquons à l'avant-bras plusieurs mouvements forcés de pronation; si l'ankylose s'est faite en pronation, les mains seront placées en sens inverse.

A mesure que nous avançons, la tâche devient moins difficile; nous avons vu dans les pages consacrées à l'étiologie générale des fausses ankyloses, à celles de l'épaule et du coude la plupart des particularités que nous rencontrerons au poignet.

Ankylose du poignet. — Les malades s'habituent facilement et assez vite à une diminution de la mobilité de l'articulation radio-carpienne, ils la supportent mieux que celles des articulations phalangiennes ou métacarpo-phalangiennes; la raideur du poignet est moins une infirmité qu'une gêne.

Ankylose des doigts. — Les malades s'accoutument mieux à l'ankylose du poignet qu'à celle des phalanges, regardée constamment comme une infirmité difficile à supporter. Le redressement est laborieux, parce que les gaines tendineuses sont presque toujours intéressées en même temps que l'articulation.

Dans une observation de Brodhurst, on crut à une ankylose osseuse; la rectification était impossible, et il fallut faire la ténotomie.

J'ai quelquefois vu, lorsque ces articulations sont restées longtemps dans la flexion, des ostéophytes épiphysaires placés aux points les plus éloignés l'un de l'autre. Dans presque tous les cas, les interventions répétées, les mouvements actifs et passifs sont d'une nécessité absolue.

Dans les cas de *redressement des doigts immobilisés en flexion*, j'emploie outre le massage un appareil très simple consistant en une planchette percée d'ouvertures rectangulaires par chacune desquelles passe l'anse d'une courroie en caoutchouc; on serre aussi fortement que le malade peut le supporter. L'appareil est appliqué une demi-heure au moins chaque jour. Pendant les premiers instants, la douleur est assez forte, mais avec un peu de bonne volonté le malade finit par bien la supporter.

Tous ceux qui se sont occupés de la thérapeutique des fausses ankyloses, particulièrement Bonnet (1), Brodhurst, Nüssbaum insistent sur la difficulté de traitement de l'articulation coxo-fémorale.

Ankylose de l'articulation coxo-fémorale. — La rigidité et la contracture musculaires sont deux facteurs qu'on n'a pas le droit de négliger. Si la cuisse est dans la flexion sur le bassin, ce qui est le plus souvent le cas, la contracture du droit an-

(1) Bonnet, *Thérapeutique des maladies articulaires.*

térieur, du psoas ajoute un obstacle sérieux à la rectification, quelquefois plus sérieux même que ceux qui existent du côté de la jointure. La contracture simultanée des abducteurs n'est pas rare non plus. Le malade est couché sur une table convenablement rembourrée, de telle sorte que la jambe la dépasse par son bord externe. Le bassin est solidement fixé par un aide; on saisit alors à pleine main la cuisse au-dessus du genou, et on procède comme pour les autres articulations. Il faut souvent une grande force pour vaincre les résistances; la réaction est faible, à moins qu'on n'ait eu affaire à une contracture très forte du muscle droit antérieur; ne pas s'effrayer des craquements pendant l'opération. La rectification faite avec les précautions que nous avons inpiquées n'expose pas aux fractures.

Il peut exister, en même temps que la flexion, une adduction légère, en général l'extension forcée la fait disparaître; s'il en reste à la fin du traitement, on en a raison par des mouvements appropriés.

Raideur de l'articulation du genou. — On fait asseoir le malade sur une banquette rembourrée ou un banc convenablement construit et résistant. Supposons qu'il s'agisse de redresser le genou droit, on saisit de la main gauche la cuisse au-dessus du genou, la droite prend la jambe au-dessus de l'articulation tibio-tarsienne, de manière à ce que le levier soit aussi long que possible; on imprime à la jambe des mouvements successifs pour amener au maximum l'angle qu'elle forme avec la cuisse. Dans chaque séance on applique ce procédé quatre à cinq fois; à chacune d'elles, on arrive un peu plus loin qu'auparavant. Ici comme pour toute articulation traitée, il faut avoir soin de ne pas abandonner le membre aussitôt après la séance et de le maintenir dans le sens de l'extention ou de la flexion pendant un certain temps (une, deux minutes ou plus si le malade le supporte). La manœuvre finie, on ramènera doucement le membre à la situation qu'il occupait auparavant; jamais on ne doit le laisser retomber brusquement. En agissant ainsi on épargne une douleur violente et inutile au malade. Quand l'irritation est considérable, le massage la calme vite; l'*effleurage* et les *frictions légères* donnent les meilleurs résultats, même dans le cas de réaction exagérée.

On fait la *flexion forcée* lorsque la jambe est immobilisée dans l'extension. Elle est saisie en même temps que la cuisse comme nous l'avons indiqué; le mouvement est provoqué naturellement en sens opposé, et on tâche de rendre plus aigu l'angle que la jambe fait avec la cuisse ; il est rare du reste que l'extension ou la flexion existent seules; le plus souvent l'une emporte sur l'autre.

Chez les personnes robustes et énergiques, on pourrait faire l'*extension* et la *flexion* dans la même séance, surtout si une réaction faible suit chaque tentative. Dans la déformation ou flexion on fait l'extension forcée, dans le cas contraire la flexion; mais on est parfois obligé de combiner ces deux manœuvres, comme nous le verrons plus loin.

Je combats d'abord la déformation qui semble la plus prononcée et dont il sera le plus difficile d'avoir raison.

Il est bon d'observer la même règle pour les articulations de la jambe et du pied, du poignet, des doigts et des orteils.

Lorsqu'une déformation par flexion tient à une contraction des muscles de la région postérieure de la cuisse, la manœuvre que je viens de décrire n'est plus suffisante ; dans ce cas, si la jambe est fléchie, il faut faire l'*extension forcée sur l'épaule* ; ce procédé très énergique est indiqué plus rarement que l'autre. Voici comment je l'applique : supposons que nous ayons affaire à une fausse ankylose du genou droit avec flexion de la jambe sur la cuisse. Le malade est couché sur un canapé, de manière que la moitié droite du bassin et le membre inférieur correspondant soient un peu plus près du bord ; l'opérateur se place lui-même du côté droit du malade en s'appuyant de son genou fléchi sur le bord du canapé et incliné de telle sorte que la jambe malade repose par sa face postérieure sur son épaule droite ; le membre est saisi au-dessus du genou, avec les deux mains, le chirurgien se relève ensuite lentement, en redressant dans ce mouvement le genou ankylosé ; on répète cette manœuvre quatre à cinq fois par séance.

Il est indispensable d'immobiliser l'autre jambe comme je l'ai dit ; sans cette précaution, le malade fait un mouvement de ce côté, le bassin est légèrement déplacé, la fixation de la cuisse n'étant plus complète, on n'obtiendrait qu'une rectification insuffisante à chaque séance.

Dans de nombreux cas nous avons pu traiter avec le même succès des raideurs des différentes articulations du pied.

§ 6. — MASSAGE DANS LES HYGROMAS ET LES AFFECTIONS DES BOURSES SÉREUSES SOUS-MUSCULAIRES ET SOUS-CUTANÉES.

Hygromas. — Le massage est indiqué dans l'hygroma, au même titre que dans l'hydartrose chronique.

L'hygroma du genou est une affection professionnelle, on pourrait presque l'appeler la *maladie des raboteurs de parquets* (1). La plupart des individus qui en sont atteints ne s'en inquiètent que tard, quand ils sont gênés; dès qu'une interruption de travail devient nécessaire, ils entrent à l'hôpital et sont traités par les moyens classiques: la compression, les badigeonnages iodés, parfois, l'incision. C'est probablement pour cela que les observations sont si rares.

Les hygromas de la bourse séreuse poplitée sont plus fréquents qu'on ne serait disposé à le croire. Ils sont le plus souvent de nature rhumatismale et compliquent les arthrites du genou. Dans tous les cas que j'ai eu l'occasion de traiter, j'ai obtenu une guérison complète.

Inflammation de la bourse muqueuse sous-deltoïdienne. — Nous avons vu et traité à plusieurs re-

(1) Voy. Layet. *Hygiène des professions et des industries, précédé d'une étude générale des moyens de prévenir et de combattre les effets nuisibles de tout travail professionnel*, 1875.

prises une affection comparable à l'hygroma au point de vue anatomo-pathologique. Il y a pourtant entre les deux cette différence que la seconde n'est point professionnelle ; qu'on la trouve à tout âge, dans toutes les classes de la société ; que son origine, très souvent traumatique, peut être spontanée. Elle est aiguë ou chronique ; elle est douloureuse et produit une gène des mouvements du bras assez prononcée pour constituer une véritable infirmité.

Dans un travail sur la *Luxation du tendon de la longue portion du biceps huméral*, publié en 1867, Jarjavay faisait observer qu'à la suite des contusions de l'épaule et des torsions du bras, on a fréquemment une inflammation de la bourse séreuse sous-acromiale ; cette phlegmasie, ayant un caractère aigu, a pour symptômes principaux un gonflement du moignon de l'épaule ; une douleur qui gène les mouvements du bras, les empêche parfois (1). Ce travail était resté à peu près inaperçu, lorsqu'en 1872, M. Duplay, qui avait pu vérifier par lui-même l'exactitude de l'opinion de Jarjavay, décrivit une forme chronique de la madie.

« L'affection, disait Duplay, est extrêmement commune, et il ne se passe guère de mois sans qu'on ait l'occasion d'en observer quelques cas à la consultation d'un des grands hôpitaux de Paris. Malgré cette fréquence, la périarthrite de l'épaule me paraît assez mal connue, ou du moins je ne sache pas qu'elle ait été complètement décrite jusqu'à ce jour, et qu'on ait rigoureusement déter-

(1) Jarjavay, *Gaz méd.*, 1867, 2e série, t. IV, p. 325

miné sa nature et le mode de traitement qui lui convient (1). »

(1) Duplay, De la périarthrite scapulo-humérale et des raideurs de l'épaule qui en sont la conséquence. (*Arch. gén. de médecine*, 6e série, t. XX, nov. 1872, p. 513.)

CHAPITRE V

MASSAGE DANS LES FRACTURES

§ 1. — INDICATIONS GÉNÉRALES, UTILITÉ DU MASSAGE.

Le chapitre consacré aux fractures dans la première édition de mon traité, en 1884, renfermait des nouveautés assez audacieuses. Ce qui semblait un paradoxe est devenu une réalité thérapeutique. A toutes les époques on s'était dit que l'immobilisation rigoureuse et prolongée, appliquée au traitement de certaines fractures, pouvait avoir des inconvénients pour le fonctionnement ultérieur de la jointure la plus voisine. A. Paré, J.-L. Petit, Warner, Camper, Flajani, Ravaton, Morel Lavallée, etc., avaient proposé des moyens plus ou moins compliqués, plus ou moins rationnels pour prévenir les ankyloses secondaires. Leur utilité était si peu admise que beaucoup de chirurgiens de notre temps n'en voulaient pas entendre parler. M. Verneuil avait trouvé un néo-hellénisme plaisant pour caractériser la frayeur de ceux qui se défiaient trop des procédés classiques; il l'appelait *ankylophobie*. Le 12 avril 1880, il fut question à la Société de Chirurgie des avantages de la mobilisation précoce dans le traitement de certaines fractures; M. Després rapporta un fait destiné à les montrer : M. Verneuil répondait que l'on avait tort d'attribuer à l'immobilisation les ankyloses secondaires, qu'elles tiennent tout simplement à la formation d'un cal fibreux.

La discussion qui s'engagea à ce propos montra que les chirurgiens étaient loin de s'entendre sur les principes du traitement rationnel des fractures: MM. Marc Sée et Lannelongue partageaient l'avis de M. Verneuil, et voulaient absolument qu'on immobilisât toujours, MM. Lucas-Championnière et Marjolin étaient beaucoup moins convaincus, ils admettaient avec M. Desprès que dans certains cas au moins on pouvait s'écarter de la règle générale. A l'étranger les mêmes questions avaient été soulevées. Menzel, de Trieste, avait proposé de faire des mouvements passifs tous les deux jours dans les fractures du radius, Starke avait mobilisé de bonne heure dans les fractures du radius et du péroné; Schede procédait de la même manière pour les fractures humérales.

Rien ne prouve qu'en appliquant la méthode avec énergie et persévérance on n'arriverait pas à un résultat satisfaisant; malheureusement elle n'est pas compatible avec la nécessité de l'immobilisation absolue, admise par presque tout le monde dans le traitement des fractures. Nous nous retrouvons en présence de la même controverse doctrinale que dans la thérapeutique des arthropathies. L'indication fondamentale pour le traitement de toute solution de continuité du système osseux, c'est de favoriser par tous les moyens possibles la réunion, c'est-à-dire la formation d'un cal solide; les mouvements, les pressions, le simple effleurage sont autant de circonstances que l'on doit éviter ; le type idéal d'un bon appareil à fracture c'est un manchon fermé qui maintient rigoureusement immobiles dans une situation convenable les deux fragments osseux (1).

Traitement systématique par la mobilisation précoce et le massage. — Est-il démontré que le massage bien fait dès l'origine entrave la consolidation ? Nullement. Peu de chirurgiens préconisent le placement précoce d'un appareil sur un membre tuméfié ; l'immobilisation immédiate de fragments déplacés et séparés par une masse de sang plus ou moins abondante. La plupart mettent un appareil d'attente et laissent à la nature le soin de faire disparaître les accidents primitifs avant d'établir une contention pour longtemps. Il nous semble qu'il est tout naurel de l'aider et de hâter la résorption des liquides nuisibles. Ce que nous avons obtenu dans les hémartroses traumatiques, dans les phlegmasies articulaires accompagnées d'épanchement, nous pouvons l'obtenir ici sans plus d'inconvénients que dans le premier cas. Le massage est donc indiqué comme médication précoce capable de servir d'introduction à une autre et de lui frayer la voie.

Il est indiqué même à une autre époque ; cette règle de la contention absolue est sujette à bien des exceptions ; son application rigoureuse a des inconvénients graves, dans des cas de pratique journalière.

(1) Voy. Gaujot, *Arsenal de la chirurgie contemporaine.*

Cette reconnaissance des inconvénients d'une méthode largement répandue était un progrès, sans doute, mais un progrès tout négatif. Existait-il un moyen de les pallier ? Peut-on formuler à propos de l'application méthodique du massage et des mouvements passifs dans ces cas de règles qui puissent servir de *vade mecum* à tous les praticiens; que tous puissent s'en servir sans crainte et sans remords, certains d'avance que les patients ne paieront pas les frais de tentatives nouvelles ? On a essayé.

Le massage est utile à deux époques dans le traitement des solutions de continuité du système osseux ; 1° au début, parce qu'il favorise la résorption de l'épanchement sanguin ou séreux ; parce qu'il diminue la tuméfaction et la sensibilité locale; 2° après l'enlèvement de l'appareil. C'est avec lui seulement qu'on peut avoir raison d'impotences fonctionnelles résultant de l'atrophie de certains muscles, d'indurations ou de rétractions voisines du cal.

Les règles posées par Podrazky avaient été appliquées par M. Gerst; le résultat fut excellent. Je donnerai plus loin les indications générales du massage dans le traitement des fractures.

Je ne crois pas qu'on eût aussi formellement donné auparavant les deux indications auxquelles m'a conduit l'examen critique des faits.

Je m'applaudis d'être entré dans cette voie, car presque tout ce que j'ai proposé a été adopté et le massage est devenu un agent thérapeutique d'une incontestable utilité pour le traitement des fractures. En 1884, l'année même où parut mon ouvrage, M. Berne faisait à l'hôpital Lariboisière, dans le service de M. Duplay, le massage dans les fractures du péroné. Au mois de juin 1885, il exposa ses théories et les résultats de sa pratique dans une leçon publique à l'hôpital Bichat. Il a publié depuis un travail plus étendu dans lequel je suis heureux de voir mes idées sur le massage confirmées par ce praticien distingué (1).

A la première séance du Congrès français de chirurgie, le 9 avril 1885, M. Tilanus, d'Amsterdam, communique une étude comparative sur le traitement des fractures de la rotule par l'immobilisation et les moyens de cooptation extérieurs et le traitement par la compression, le massage et les mouvements.

A la séance du 30 juin 1886, M. Lucas-Championnière fait également une communication sur le traitement des fractures du radius et du péroné par le massage.

Quand, en 1884, j'ai voulu écrire sur ce sujet, je fus obligé de dépouiller avec soin toute la littérature pour découvrir quelques cas ; les plus intéressants se trouvaient dans de petits recueils à peine connus en France comme l'*Eira*, ou dans les Comptes Rendus des Sociétés de médecine de Stockholm ou d'Helsingfors.

L'idée avait fait son chemin quand parurent les thèses de Maison (2) et de Léonardon Laperven-

(1) G. Berne, *Le massage, manuel théorique et thérapeutique*. Paris, 1894.

(2) Th. Maison, *La mobilisation et le massage dans le traitement des fractures paraarticulaires*, thèse de doctorat. Paris, novembre, 1886, n° 6.

che (1) et la méthode était allée loin, un peu trop loin peut-être; cette popularité rapide était peu surprenante. Les effets du massage dans les fractures sont excellents et il est facile de le comprendre. Il n'est pas nécessaire d'avoir une très grande expérience, il n'est pas nécessaire de réfléchir longtemps sur le meilleur procédé à employer, de chercher des indications minutieuses. Dans les hôpitaux les élèves des services de chirurgie font parfaitement ce qu'il faut sous la direction du chef de service; il suffit de ne pas procéder à contre-sens, de ne pas tout compromettre comme le font quelquefois les empiriques par une brutalité maladroite.

Certaines entorses tibio-tarsiennes sont accompagnées de fractures du péroné.

J'ai eu l'occasion de voir des malades chez lesquels cette particularité existait. C'étaient presque toujours de mes compatriotes qui me faisaient appeler et à mon arrivée me déclaraient qu'ils s'étaient foulé le pied, qu'ils s'étaient fait une entorse si douloureuse que la marche était impossible. Ils avaient raison jusqu'à un certain point, car il existait des déchirures des parties molles, des épanchements sanguins. L'entorse dont ils se plaignaient était réelle, et c'était elle surtout qui les faisait souffrir, mais il existait en même temps une solution de continuité du péroné, dont ils ne se doutaient pas, et presque toujours ils étaient dé-

(1) Ant. Léonardon Laperveneche, *Fractures juxta articulaires, leur traitement par le massage*, thèse de doctorat. Paris, 1886.

sagréablement surpris lorsqu'on le leur déclarait. J'ai massé dans ces conditions; le massage donne la même chose que dans l'entorse simple : il hâte la résorption de l'épanchement sanguin, diminue l'infiltration de voisinage et la douleur : c'est en même temps un moyen de diagnostic et un moyen de traitement.

Il faut commencer par un effleurage superficiel et très léger, c'est le meilleur moyen d'épargner au malade toute douleur inutile, de ne pas s'exposer à produire un écartement des fragments s'il n'en existe pas; de ne pas détruire la réduction si elle a été faite. Le traitement systématique par le massage exclut la possibilité d'une immobilisation rigoureuse à l'aide d'un appareil plâtré ou silicaté. Celui qu'on place (bandage roulé avec ou sans ouate) est enlevé avant chaque séance et replacé. S'il était indispensable d'immobiliser le membre sous peine d'obtenir une mauvaise consolidation, on pourrait attendre un peu pour placer l'appareil et masser de manière à hâter la disparition du gonflement et du sang épanché entre les fragments ou autour d'eux. Les séances dureront de quinze à vingt minutes; il en faut autant que possible plusieurs dans la journée.

J'ai fait quelquefois avec avantage ce que les Allemands appellent le *massage préparatoire*. Il consiste en frictions centripètes, en amont du foyer de la fracture; elles sont destinées à produire une déplétion veineuse et lymphatique à ce niveau et à rendre plus effectif le massage local consécutif.

Dans les fractures comme dans l'entorse, comme dans les luxations, comme dans les affections articulaires coniques, le masseur se propose de provoquer la résorption des extravasats sanguins, des épanchements interstitiels et par contre-coup de faciliter la réunion des parties molles; de diminuer la douleur; d'activer la nutrition locale; de prévenir les raideurs articulaires et les atrophies consécutives. Presque tous les auteurs qui se sont occupés de la question ont admis, en tenant compte de ce qu'ils savent et de ce qu'ils ont vu eux-mêmes, que ce but est presque toujours atteint.

L'emploi du massage dans les fractures répond donc aujourd'hui à des indications multiples dont nous avions prévu une partie en 1884; elle facilite le diagnostic, permet de placer plutôt qu'on ne le pourrait sans elle les appareils inamovibles lorsqu'ils sont indispensables parce, qu'elle hâte la résorption de l'épanchement sanguin et diminue le gonflement : elle met à l'abri des accidents consécutifs parce qu'elle permet de prévenir les effets de l'immobilisation prolongée, et d'activer la nutrition locale.

Nous allons maintenant voir ses applications dans différentes fractures.

§ 2. — FRACTURES DE L'HUMÉRUS.

Massage dans les fractures des extrémités articulaires de cet os. — M. Lucas-Championnière rapporte une observation de fracture de l'humérus au-dessus de l'extrémité inférieure de l'insertion deltoïdienne, il y avait en outre une fracture du radius (1). On traita par l'immobilisation. Après la

(1) *Bulletin de la société de chirurgie*, séance du 7 juillet 1886, p. 568.

consolidation, les mouvements de l'articulation scapulo-humérale étaient douloureux et difficiles. On eut recours au massage : grâce à lui, le malade put sortir quarante-deux jours après l'accident, ayant recouvré l'intégrité absolue de ses mouvements.

M. Rafin insiste sur la rapidité de la guérison dans un cas de fracture du coude (1).

Dans les fractures du condyle huméral, Giraldès mobilisait à partir du septième jour.

M. de Saint-Germain conseille d'attendre jusqu'au trentième pour commencer les mouvements passifs. L'enfant, dont il a été question dans l'observation de M. Rafin, était entré à l'hôpital le premier mai, presque immédiatement après l'accident; la mobilité anormale qui existait à ce moment avait disparu le 10 du même mois.

§ 3. — MASSAGE DANS LES FRACTURES DU RADIUS ET DU CUBITUS.

1° *Radius.* — J'ai publié précédemment une observation de massage dans un cas de fracture du radius. Encore l'application du procédé avait-elle été timide et limitée : on s'en était servi pour faire disparaître la tuméfaction et la douleur; l'auteur s'était placé au point de vue indiqué naguère par Bizet. Le résultat désiré obtenu, on immobilisa à l'aide d'un appareil plâtré selon la méthode classique.

Lucas Championnière, Gosselin, Tillaux, Gurlt ont tous étudié la question du massage et de l'im-

(1) Rafin, *Etude clinique sur le massage appliqué au traitement des fractures juxta-articulaires*, thèse de doctorat, Lyon, 1888, librairie Baillière.

mobilisation relative. Schede, de Hambourg, y revenait en 1884 au Congrès des chirurgiens allemands tenu à Berlin; il insistait sur la fréquence de l'ankylose partielle des articulations des doigts et de la main, l'adhérence des tendons à leur gaine et la rétraction des muscles. Jamais, dans les cas de fracture para-articulaire du radius traités par la mobilisation et le massage, on n'a observé rien de semblable.

2° *Cubitus.* — De toutes les fractures du cubitus, celles de l'olécrâne donnent le plus souvent lieu à des consolidations vicieuses et à des rondeurs articulaires. « A moins que les deux fragments n'aient été maintenus dans un contact parfait, dit M. Péan, il ne s'opère pas de consolidation osseuse; une bride fibreuse plus ou moins résistante sert de moyen d'union entre les deux fragments et transmet le mouvement de l'olécrâne au reste du cubitus comme le ligament rotulien le transmet de la rotule au tibia. Sur neuf cent vingt-sept cas observés par Hamilton(1), il n'a pas vu un seul cal osseux. Ce mode de réunion n'est donc pas seulement exceptionnel, il est extraordinaire (2). »

Établir un traitement dans l'espoir de l'obtenir, c'est courir de gaieté de cœur à la recherche d'un prodige.

Nous aurons une pseudarthrose, soit; tâchons d'en tirer le meilleur parti possible. C'est en par-

(1) Hamilton, *Traité pratique des fractures et des luxations*, traduit par G. Poinsot, Paris, 1884.

(2) Nélaton, *Pathologie chirurgicale*, 2e édition. t. II, p. 337.

tant de ce principe que Peter Camper abandonnait l'immobilisation ; qu'en 1851 Kluyskens recommandait une gymnastique précoce, dans sa thèse sur le traitement des fractures de la rotule et du coude.

Tenant compte de ces faits et d'une discussion que nous verrons plus loin, M. Ludwig Sellberg essayait, chez un enfant de neuf ans, de traiter une fracture de l'olécrâne sans contention rigide, par le massage et les mouvements passifs. Il atteignit le but qu'il se proposait, l'enfant conserva l'usage de son bras, et l'articulation huméro-cubitale menacée ne présentait à la fin du traitement ni ankylose ni raideur.

Une observation analogue a été publiée par M. Lucas-Championnière dans le travail que nous avons cité (1).

§ 4. — MASSAGE DANS LES FRACTURES DU FÉMUR.

M. Léonardon Lapervenche rapporte trois observations de fractures de l'extrémité supérieure de cet os traitées par le massage. Les résultats furent satisfaisants chez les trois malades. La première personne traitée de la sorte était une femme de 70 ans, qui s'était fait une fracture intra-capsulaire du col en tombant sur le bord du trottoir. Il y avait un raccourcissement de 18 millimètres. Le membre fut placé sur un coussin formant gouttière pour en assurer la rectitude. Dès le premier jour on fit une séance de massage qui dura un quart d'heure. Les séances ultérieures furent faites de deux en

(1) *Bull. de la Soc. de chir.*, 1886, p. 562.

deux jours. Après la sixième, la douleur avait disparu. Cette personne était entrée à l'hôpital le 14 octobre : le 5 novembre elle pouvait se lever et marcher avec des béquilles : le 19, elle quittait l'hôpital en marchant sur une canne ; il n'y avait que 15 millimètres de raccourcissement.

La seconde malade âgée de 75 ans avait également une fracture intra-capsulaire qu'elle s'était faite en descendant de son lit. On massa tous les deux jours pendant vingt minutes ; sans être aussi brillants que dans le premier cas, les résultats furent encore assez satisfaisants pour justifier l'emploi du même procédé dans des cas semblables.

Cette personne put se lever et marcher avec des béquilles le trente-cinquième jour qui suivit l'accident ; la consolidation était faite, les mouvements spontanés étaient faciles et indolents ; elle pouvait s'appuyer légèrement sur son pied, et n'avait qu'un raccourcissement de deux centimètres.

Chez une troisième malade, une vieille femme de 80 ans, traitée pour la même fracture, il y eut immédiatement après l'accident et les jours qui suivirent un gonflement considérable de la jambe gauche, on réussit à le faire disparaître par six séances de massage. Malheureusement une pneumonie enleva cette malade le dix-huitième jour, avant que la consolidation fût commencée. Dans le quatrième et dernier cas au contraire, la malade qui n'avait que 68 ans put marcher le trentième jour avec des béquilles, le quarantième avec une canne. Toutes les fois qu'il existe une violente douleur locale, accompagnée de tuméfaction ou d'attrition des parties molles, on agira sagement en massant.

On peut faciliter la consolidation, l'expérience faite par Kleen le démontre.

§ 5. — MASSAGE DANS LES FRACTURES DE LA ROTULE.

On a cru longtemps que la réunion des fragments de la rotule divisée par un cal osseux était impossible. Si c'était exact, le problème devenait très simple ; on n'avait plus à se préoccuper du cal mais de la jointure elle-même, de manière à tâcher de lui conserver ses mouvements sans rien ôter à la jambe de sa puissance de sustentation.

Les premières expériences faites sur les animaux semblèrent confirmer les idées anciennes relatives à la nature du cal. Gulliver ne put obtenir une soudure osseuse parfaite chez les chiens lorsqu'il y avait une déchirure de la capsule fibreuse Astley Cooper ne réussit pas mieux. « Je n'ai pu ni chez le chien, ni chez le lapin, dit-il, obtenir une consolidation osseuse dans la fracture transversale. Cependant j'ai vu chez un malade du docteur Chopart, de Paris, un cas dans lequel cette consolidation me parut exister. M. Fielding de Hull a publié dernièrement un cas semblable (1). » Depuis cette époque, les faits de cette nature se sont multipliés. « J'ai vu au muséum anatomique de Berlin, dit G. Preyer, une des pièces, à propos de laquelle on ne pouvait mettre en doute la consolidation après la fracture de la rotule. »

La possibilité de la consolidation osseuse n'est

(1) A. Cooper, *Œuvres chir.*, traduction Chassaignac et Richelot. Paris, p. 161.

donc pas discutable, mais ce qui l'est toujours, c'est de savoir si elle présente assez davantages pour qu'on doive la chercher ; si, après elle, l'articulation fémorotibiale pourra rendre les services ordinaires. Les chirurgiens n'ont guère envisagé la question sous cet aspect ; ils se sont préoccupés avec raison des inconvénients d'une consolidation fibreuse trop lâche. « Le mode de réunion, dit M. Péan, apporte un obstacle insurmontable à l'exercice de certaines professions. » Le même auteur ajoute, il est vrai, qu'il a vu, dans le service de Désormeaux, un porteur à la halle, qui n'avait rien perdu de sa vigueur, bien que l'écartement des fragments fût considérable. Camper et Velpeau ont prétendu qu'il suffit d'un an dans tous les cas de fracture de la rotule pour que le membre reprenne sa vigueur et sa mobilité. Il serait à désirer que la question fût résolue d'une manière précise ; une bride fibreuse trop longue a-t-elle plus d'inconvénients qu'un mode d'union d'une brièveté exagérée? La raideur est-elle nécessairement temporaire et peut-on espérer qu'elle disparaitra spontanément ? De la solution dépendent les indications du massage et des mouvements passifs dans les fractures de la rotule.

On peut employer le premier de trois manières : au début, tardivement, constamment : 1° On s'en sert au début comme pour les fractures de l'olécrâne, c'est-à-dire afin de modifier les accidents articulaires immédiats, la douleur, l'épanchement, la tuméfaction ; 2° on s'en sert quand les appareils à immobilisation ont été enlevés pour rendre aux tendons et aux ligaments leur souplesse, pour faire disparaître les produits hyperplasiques qu'ici comme partout l'immobilisation laisse après elle. Une dame, qui s'était fracturée les deux rotules huit mois auparavant, avait perdu complètement le mouvement des genoux; Astley Cooper réussit à les lui rendre par des exercices passifs. Stromeyer et Lutter avaient fait construire dans le même but des appareils fléchisseurs plus ou moins ingénieux, Séguin d'Alley avait même proposé le massage de la jointure. La combinaison de ces procédés a été heureusement faite dans un cas observé par M. Gerst.

3° Reste la troisième manière de procéder à laquelle nous faisons allusion; celle-ci est infiniment plus hardie que les deux précédentes; on ne s'occupe plus cette fois de rapprocher les fragments. L'ennemi que le chirurgien tient à combattre c'est l'immobilité ultérieure. Peu importe la soudure, elle se fera comme elle pourra. M. Mezger, qui a introduit ce mode de traitement dans la thérapeutique, ne semble avoir qu'une confiance limitée aux procédés chirurgicaux destinés à limiter l'étendue du nouveau moyen d'union des fragments. Quoi qu'on fasse, le patient conservera une anomalie du genou; le mieux, c'est qu'il s'habitue à en ressentir le moins possible les effets; qu'il puisse de très bonne heure s'habituer à la flexion, à l'extension, à la sustentation. Les mouvements actifs et passifs sont commencés le lendemain même de l'accident, dès que par le massage on a pu les rendre tolérables.

La communication du professeur Tilanus, d'Amsterdam, faite à la première séance du premier Congrès des chirurgiens français le 9 avril 1885, attira l'attention du public médical français sur ce point. Voici le tableau donné par Tilanus :

TRAITEMENT PAR L'IMMOBILISATION ET LES MOYENS DE COAPTATION EXTÉRIEURS

DURÉE DU TRAITEMENT.	ANGLE DE FLEXION				DIFFÉRENCE du poids que le membre normal peut lever en comparaison du membre malade.	DISTANCE DES FRAGMENTS	
	MOUVEMENT ACTIF		MOUVEMENT PASSIF				
	genou normal.	genou malade.	genou normal.	genou malade.		Extension.	Flexion.
	degré	degré	degré	degré	kil.		
I. — 3 mois	57	57	39	32	2	0	0.005
II. — 2 »	67	119	40	86	10	0.01	0.008
III. — 9 »	44	113	32	97	1	0.02	0.03
IV. — 2 1/2	51	71	44	54	4,500	0 017	0 028
V. — 3 »	57	86	45	78	2	0.004	0 028
VI. — 10 »	60	74	48	64	2	0 05	0.01
VII — 3 »	60	90	50	70	»	0.08	0 10
VIII. — 7 »	65	55	50	50	1	0.05	0.02
Moyenne 5 mois	57	83	49	66	3	0.02	0.04
TRAITEMENT PAR LA COMPRESSION, LE MASSAGE ET LES MOUVEMENTS							
I. — 48 jours	45	48	42	35	2	0.008	0.015
II. — 43 »	57	60	45	48	2	»	»
III. — 42 »	50	90	40	80	3	0.005	0.001
IV. — 30 »	70	70	45	60	0	0	0
V. — 35 »	40	100	65	95	10	0.02	0.11
VI. — 49 »	70	90	55	85	4	0.015	0.055
Moyenne 41 jours	55	78	42	86	3,5	0.072	0.02

Les résultats statistiques apportés par Tilanus étaient propres à démontrer, comme il l'avait affirmé, que les fractures de la rotule guérissaient mieux quand on les traitait par la compression, le massage et les mouvements, que quand on immobilisait rigoureusement d'après l'ancienne méthode.

Presque en même temps MM. Lucas-Championnière et Tripier, de Lyon, eurent l'idée de tirer parti de la méthode préconisée par l'École d'Amsterdam.

Un malade du service de M. Tripier atteint de fracture de la rotule fut guéri sans les appareils immobilisateurs ordinaires, par la compression, le massage et les mouvements articulaires, et le Dr Rafin publia quelques temps après la relation de ce cas (1) sans adopter la méthode d'une manière aussi définitive. M. Léonardon Lapervenche a fait du massage pour des fractures de la rotule dans les différents services où il a passé. Voici comment il a procédé : « Le massage a été fait dès le premier jour de l'arrivée ; il consistait en larges effleurages centripètes, puis en frictions sur les parties latérales des fragments rotuliens, au moyen de toute la surface de la paume de la main et des doigts. On tâchait d'obtenir après chaque séance de quinze minutes le rapprochement des fragments, puis le membre entouré d'un bandage ouaté était placé dans une sorte de petit hamac suspendu au ciel de lit, maintenant le membre élevé, le talon distant du plan du lit de 30 à 35 centimètres. Le massage a été bien supporté dès la première séance dans l'intervalle, absence absolue de la douleur, effleurage joint aux frictions, pétrissage et tapote-

(1) Tripier, *Lyon médical*, 5 sept. 1886.

ment des muscles de la jambe et de la cuisse. »

L'intervention hardie de Mezger, la communication de Tilanus, sont donc devenus l'origine et le point de départ d'une méthode nouvelle dans le traitement des fractures de la rotule.

Depuis Hippocrate, les chirurgiens s'étaient préoccupés avant tout de rétablir l'intégrité morphologique du membre et par conséquent la soudure de l'os divisé. La nouvelle école se plaçait sur un terrain différent. Peu importe la consolidation, peu importe l'écartement des fragments, si le malade marche et se sert du membre inférieur comme avant l'accident. Mieux vaut une jambe qui fonctionne, se plie et s'étend avec une rotule en deux morceaux, qu'une jambe rigide avec une rotule intacte. Les causes des troubles secondaires sont les mêmes que dans toutes les fractures intra ou para-articulaires. Ce sont l'atrophie musculaire et la rétraction de la capsule. Prévenons-les et nous guérirons notre malade autant qu'il peut être guéri. En mobilisant de bonne heure et en massant, on se propose de prévenir l'atrophie du triceps crural, de favoriser la résorption de la sérosité que renferment la synoviale articulaire et les tissus qui l'entourent. On réussit en général : on prévient l'arthrite et l'athrophie, on fait disparaître très vite la douleur et la tuméfaction locale, Reste à savoir si on atteint le but qu'on voulait atteindre; si une articulation fémoro-tibiale à rotule fragmentée en vaut une dans laquelle cet os est intact. Les chirurgiens sont loin d'être unanimes dans leurs réponses.

Après avoir excité un intérêt très vif, presque

de l'enthousiasme, la méthode nouvelle est arrivée à une seconde phase moins brillante. Kleen ayant examiné le malade présenté par Berghman à la Société de médecine de Stockholm, a fait remarquer judicieusement que si au lieu d'une rotule le malade se fût cassé les deux, et que le traitement eût donné les mêmes résultats de chaque côté, il lui serait à peu près impossible de marcher.

Cette observation est vraie. Faut-il rejeter le massage du traitement des fractures de la rotule parce qu'il n'est pas toujours et seul indiqué? Nullement. Lors même qu'on se propose avec raison d'obtenir la consolidation la meilleure possible, on peut encore l'utiliser à titre de médication préalable ou adjuvante.

Dans les quatre observations de M. Léonardon Lapervenche (1), les fragments furent trois fois maintenus rapprochés par les griffes de Malgaigne et de Duplay. Je ne crois pas qu'aujourd'hui on soit autorisé à proposer toujours, pour tous les cas, une méthode et à négliger les indications accessoires. Le massage et les mouvements passifs ne seront vraiment utiles que quand ils n'auront aucune chance d'augmenter l'écartement des fragments ou d'entraver la formation du cal. D'un autre côté, il ne faudra jamais perdre de vue, quand on les appliquera, l'état du triceps crural : c'est son atrophie surtout qu'il est bon de combattre, car c'est elle qui est en grande partie cause des troubles fonctionnels ultérieurs.

(1) Léonardon Laperventhe, *Fractures juxta-articulaires, leur traitement par le massage*, thèse de doctorat. Paris, 1887.

6° *Os de la jambe.* — Presque tous les auteurs qui se sont occupés du massage ont rappelé des fractures du péroné dans lesquelles il a fait merveille.

M. Lucas-Championnière donne neuf observations; M. Maison, dix; M. Léonardon-Laperveche, dix; M. Rafin, cinq.

Dans tous ces cas, les accidents immédiats ont été conjurés, la consolidation a été facile et plus rapide que quand on traite par l'immobilisation seule.

Il faut, d'après Malgaigne, pour que cette consolidation soit effectuée, trente jours s'il n'y a pas de déplacement ; il est indispensable dans d'autres cas de laisser l'appareil trente-cinq à quarante jours.

Hamilton (1) ne le laisse que trois ou quatre semaines. « Chez nos malades la consolidation a été obtenue en sept jours, vingt-un jours, quatre-vingt-seize jours, pour les cas où il n'y avait soit aucun, soit peu de déplacement, et en un peu plus de quarante jours dans un cas de fracture très complexe des deux malléoles ». (Rafin) (2).

Ces données nous paraissent suffisamment explicites. Le massage est un agent thérapeutique de valeur; ce que nous avancions, en 1884, est vrai : on peut hardiment l'employer dans les premiers jours qui suivent l'accident pour remédier aux désordres accompagnant la solution de continuité des

(1) Hamilton, *Traité pratique des fractures et des luxations*, traduit par G. Poinsot. Paris, 1884.

(2) Rafin, *Étude clinique sur le massage appliqué au traitement des fractions juxta-articulaires*, thèse de doctorat de Lyon. Paris, 1888.

leviers osseux, pour soulager le malade, pour hâter la disparition du gonflement ; on peut l'employer plus tard s'il existe des raideurs articulaires et de l'impotence fonctionnelle persistante. Mais à ces deux indications s'en est ajouté une troisième. La mobilisation précoce et le massage combinés doivent constituer une méthode d'élection dans un certain nombre de fractures intra et para-articulaires.

CHAPITRE VI

MASSAGE DANS LES AFFECTIONS DU SYSTÈME MUSCULAIRE.

Si l'on dressait une liste des indications du massage par ordre de fréquence, les muscles viendraient sûrement après les articulations ; peut-être devrait-on à la rigueur les placer avant elles ; c'est dans les affections de ces organes qu'on l'a appliqué d'abord empiriquement. Une douleur violente, localisée, persistait à la suite d'un accident, on frictionnait et on soulageait les malades. Ceux qui avaient le plus souvent recours à cette thérapeutique, qui en retiraient les meilleurs effets, eussent été embarrassés de donner une explication plausible des bons résultats obtenus; de dire comment ils avaient été amenés à faire le massage et pourquoi il avait réussi. Ils avaient frictionné la première fois au hasard, à la suite de vagues réminiscences; le malade s'en était bien trouvé; plus tard d'autres personnes avaient profité de l'expérience ainsi acquise.

Il vient un moment où l'empirisme ne suffit plus; faute de données précises sur les états qu'on traite on est exposé à méconnaître les contre-indications, à ne pas saisir les indications un peu délicates, à ne profiter que d'une partie des avantages du procédé.

Nous allons jeter un coup d'œil sur l'histoire

des affections du système musculaire dans lesquelles on applique le massage avec le plus d'avantage, nous verrons qu'il n'existe aucune contradiction entre ce que nous apprend l'anatomie pathologique et ce que nous montre la clinique. Quand le massage guérit, il est facile d'expliquer pourquoi et comment il guérit.

Pour la commodité de l'exposition nous étudierons : 1° Les *affections du corps charnu des muscles*; 2° Celles *des gaines tendineuses.*

§ 1er. — AFFECTIONS DU CORPS CHARNU DES MUSCLES.

Nous comprendrons sous ce titre les *inflammations, le contractures et les atrophies.*

INFLAMMATION. — Suivant la rapidité du processus, les myosites peuvent êtres aiguës ou chroniques; suivant l'étendue des lésions, elles peuvent être bien localisées ou s'étendre à une grande portion d'un muscle : nous allons nous occuper des variétés en insistant sur celles qui sont justiciables du massage.

MYOSITE AIGUE. — Lorsqu'en 1851 un interne des hôpitaux de Paris, M. Dionis, étudia dans sa thèse inaugurale les inflammations du système musculaire (1), la question sembla complètement nouvelle. On ne s'était guère en effet occupé de la myosite spontanée; mais celle qui suit le traumatisme avait été décrite par différents auteurs ; on avait même insisté sur ses symptômes et son diagnostic.

(1) Dionis des Carrières, *De la myosite*. Paris, 1851.

Inconnue des anciens, la myosite fut étudiée d'abord vers la fin du siècle dernier. En 1879, Roch (1) signalait la possibilité d'une inflammation des bourses séreuses de tendons dans le cours du scorbut ; l'année suivante, Ploucquet (2) disait quelque chose sur le tissu musculaire proprement dit ; il s'agissait dans les deux cas d'aperçus théoriques : les auteurs n'avaient en vue que les phlegmasies spontanées, les plus rares de toutes, leurs travaux furent complètement oubliés : en 1850 la question n'avait point avancé d'un pas.

Puisque le tissu musculaire peut s'enflammer sous l'influence d'un insultus traumatique, on est obligé d'admettre que la myosite peut être produite par d'autres causes, soit par la propagation d'une phlegmasie de voisinage, soit sous l'influence d'états généraux encore inconnus. Nous ne nous occuperons pas de phlegmasies spontanées, assez rares du reste, et qu'on ne traite pas d'habitude par le massage. On l'emploie couramment au contraire dans les myosites traumatiques.

Phénomènes notés et résultats obtenus par le massage. — Pendant mes séjours à Ragatz, j'ai eu souvent l'occasion de voir des myosites aiguës chez des joueurs novices ou trop zélés de lawn-tennis ; elles se manisfestaient d'habitude par une douleur extrèmement vive dans les muscles du jarret ; le malade, pour ainsi dire cloué sur place, inquiet à l'extrême, réclamait un secours immédiat.

J'ai vu la même chose pour d'autres muscles, le biceps en particulier et même le grand droit

(1) *De Cursis tendinum mucosis*, Leipzig, 1789.
(2) *De myositide et neuritide*, Tübingen, 1790.

antérieur de l'abdomen (à la suite d'un accès de toux). L'accident initial correspondant au moment de la catastrophe était sûrement la rupture de quelques fibres musculaires. Presque toujours ces ruptures avaient lieu à la suite d'une violente contraction. J'en ai vu quelques-unes qui avaient été produites par un choc direct sur la peau; dans un brusque tour que fit un individu sur lui-même, la saillie du mollet du côté gauche est frappée par l'extrémité du pied droit chaussé d'un soulier de montagne. On peut *dire que les myosites aiguës traitées par le massage* sont à peu près toujours consécutifs à des tiraillements et à des ruptures traumatiques de quelques fibres d'un muscle déterminé.

Les lésions sont bien limitées autant qu'on peut le supposer d'après les symptômes, car je ne sache pas que, dans les cas légers, on ait jamais eu l'occasion de faire d'examens nécroscopiques : un petit nombre de fibres sont rompues ; il se forme un caillot entre elles et plus tard, quand on n'intervient pas, un foyer d'exsudation plus ou moins limité.

Les symptômes initiaux sont peu variables ; ils consistent en une ecchymose peu étendue ; en une déformation locale peu sensible quand elle existe. J'ai senti quelquefois à la palpation, dans les cas récents, une sorte de dépression dont le fond était occupé par une substance plus molle que les tissus environnants : c'était selon toute probabilité le caillot sanguin.

Un capitaine d'infanterie âgé de 30 ans, atteint de myosite traumatique des muscles prévertébraux, eut pour principal symptôme une impossibilité absolue de se déplacer et de se baisser ; lorsque les phénomènes aigüs furent passés, il se plaignit de violentes douleurs durant la marche.

Une inflammation du carré des lombes ayant pour origine une petite rupture que le malade se fit en se baissant trop brusquement pour ramasser une épingle s'accompagna d'une douleur qui, à la pression, s'irradiait dans le membre inférieur correspondant, et en haut sous forme de névralgie intercostale. Les muscles de la cuisse étaient contracturés; la jambe était fléchie et il était impossible de l'étendre.

Les myosites des masses musculaires de la fesse ont presque toujours donné lieu à de la douleur localisée, parfois spontanée, toujours provoquée par la pression, et à des contractures suffisantes pour déterminer de la claudication ou rendre la marche impossible.

Des phénomènes analogues sont observés après les myosites de la jambe. Les symptômes les plus frappants immédiatement après l'accident et un peu plus tard sont la douleur et l'impuissance fonctionnelle.

Les myosites aiguës d'origine traumatique abandonnées à elles-mêmes, se terminent le plus souvent par le passage à l'état chronique. La tuméfaction locale et les sugillations disparaissent, mais il reste une zone d'induration ou d'empâtement plus ou moins étendue et presque toujours très sensible à la pression; la capacité fonctionnelle est en partie mais pas complètement revenue; il y a des contractures, des immobilisations d'une région déterminée dans une situation vicieuse, enfin les points sur lesquels a porté l'inflammation continuent d'être le siège d'un peu d'empâtement, d'une douleur parfois très vive à la pression; il est toujours indispensable de faire ce qu'on peut pour prévenir ces accidents. La meilleure des médications pendant la période aiguë et la période chronique, c'est le massage. Dans les six heures qui suivent l'accident, il donne des résultats surprenants; j'ai vu des personnes souffrir à tel point qu'elles redoutaient comme le feu le plus léger mouvement; après une seule séance, l'amélioration était telle qu'elles pouvaient marcher.

2° MYOSITE CHRONIQUE. — La myosite chronique peut se présenter dans deux conditions : elle est *consécutive à la myosite aiguë traumatique* que nous venons de voir ou elle est *chronique d'emblée*.

Jusqu'au jour où l'on s'est aperçu que son domaine clinique était beaucoup plus étendu qu'on n'aurait pu le supposer; que le massage était, sinon la médication spécifique, au moins une des meilleures qu'on pût diriger contre elle, on ne l'avait étudiée que d'une manière imparfaite. Les recherches avaient été dirigées de telle sorte que l'affection n'avait jamais été envisagée qu'à un seul point de vue et d'un seul côté. On s'en occupait comme d'une dépendance secondaire du rhumatisme pouvant avoir un certain intérêt en pathologie générale et en séméiotique, mais qu'il serait inutile de traiter isolément.

Le premier qui a signalé l'existence de la myosite chronique d'emblée ou mieux de la plus constante de ses manifestations extérieures, c'est Froriep (1) : encore ne croyait-il pas que les in-

(1) Froriep, *Ein Beitrag zur Pathologie und Therapie des Rheumatismus*. Weimar, 1843.

durations découvertes chez certains sujets et qu'il appelait rhumatismales (*rheumatische Schwiele*) fussent de nature inflammatoire. Dans cent cinquante cas observés par lui, il les vit manquer seulement deux fois. La lésion ne siégeait pas toujours dans le système musculaire; Froriep avait, à plusieurs reprises, trouvé des foyers d'induration dans la peau, le tissu cellulaire sous-cutané et même le périosite. Lobstein le premier déclara qu'il s'agissait purement et simplement de myosites chronique dont le rhumatisme était la cause prédisposante.

Naumann, en rapportant trois cas d'affections musculaires suppurées consécutives au rhumatisme, démontra que sous son influence il pouvait se produire des accidents inflammatoires analogues par leurs symptômes, leurs lésions et leur terminaison, à ceux qu'on rencontre dans des conditions absolument différentes (1) ; il ajouta que les indurations de Froriep étaient rares (2). Malgré cela, l'opinion des cliniciens n'était pas fixé : ainsi en 1867, Oppolzer, reprenant les idées de Froriep, concluait après avoir examiné un noyau du soléaire, que c'était une lésion purement rhumatismale, n'ayant rien d'inflammatoire; il ajoutait que les indurations de même nature étaient les plus communes de celles qu'on pouvait rencontrer dans les muscles (3).

Peu de temps après, Hillier rapporta une obser-

(1) Naumann, *Pathologische Anatomie*, II.

(2) *Ergebnisse und Studien aus d. med. Klinik zu Bonn*. Leipzig, 1860.

(3) Oppolzer, *Allg. Wien, med. Zeitung*, N. 27, 1867.

vation dans laquelle il se fit chez un enfant une véritable éruption de nodosités dans un cas de rhumatisme articulaire aigu (1). M. Jaccoud et autres avaient également parlé de *nodules sous-cutanés* analogues par leur siège et leur consistance aux indurations de Froriep. Il est bien prouvé que le rhumatisme aigu ou chronique peut produire soit lentement soit rapidement une série d'indurations, capables de siéger dans le tissu conjonctif, sous la peau, sous le périoste, mais plus souvent encore dans l'épaisseur du corps charnu des muscles.

Certains auteurs ont accordé peu d'attention à la localisation elle-même; c'est un épisode d'un processus général intéressant profondément l'organisme, un syndrôme d'une incontestable valeur séméiotique, qui dans la plupart des cas guérira spontanément sous l'influence du traitement dirigé contre le rhumatisme lui-même.

Une autre école a envisagé les choses d'une façon tout à fait différente. Pour elle, la myosite aiguë ou chronique est l'accident fondamental; il faut modifier la diathèse originelle sans doute si l'on ne veut pas que les déterminations locales se reproduisent sous la moindre influence, mais on devra d'abord traiter ces dernières.

Mezger fut amené par la pratique du massage à analyser, plus minutieusement qu'on ne l'avait fait avant lui, ces phénomènes.

En 1873, MM. Berghman et Helleday, qui avaient observé et traité beaucoup d'inflammations

(1) Hillier, *Diseases of the Children.*

musculaires chroniques sous sa direction, insistaient sur la tendance qu'elles ont à se propager par continuité, à gagner les muscles encore épargnés, les articulations et les nerfs du voisinage. Se plaçant au point de vue pratique, ces auteurs ont insisté sur les difficultés du traitement par le massage, dans les cas où les foyers de myosite sont profonds et séparés de la peau par un riche pannicule adipeux; sur la bizarrerie des symptômes et les difficultés du diagnostic dans certains cas. Un exemple rapporté par eux en dit plus long à cet égard qu'une longue dissertation : un malade se plaint depuis cinq ans d'une raideur de la nuque accompagnée de douleurs qui s'irradient dans le bras gauche; il y a un an, ces phénomènes avaient augmenté à tel point qu'au moment où Mezger vit le malade, la mobilité de la tête était à peu près nulle; sensibilité à la pression sur la nuque, au même niveau, saillie qui fait songer à une spondylite. Plusieurs médecins déjà consultés avaient en effet porté ce diagnostic; en conséquence, ils avaient recommandé au malade de faire aussi peu de mouvements que possible avec la tête. En examinant le sujet, Mezger trouva surtout du côté gauche une tuméfaction intéressant les muscles trapèze, splénius et scalène; du même côté il y avait de la sensibilité du plexus brachial au niveau du bord du trapèze : La proéminence était produite par un petit lipome diffus sous-cutané, placé juste en arrière de l'apophyse épineuse de la troisième vertèbre cervicale : la peau qui le recouvrait avait été excoriée par l'application de différents topiques. Après avoir exclu la spondylite, parce que, malgré la longue durée de la maladie, on ne trouvait pas au niveau des vertèbres cervicales le moindre point sensible à la pression, Mezger conclut qu'on avait affaire à une affection primitive des muscles, étendue plus tard aux ligaments vertébraux et au plexus brachial. En conséquence, il eut recours aux mouvements communiqués et au massage, grâce auxquels le malade fut guéri en quelques jours.

Le travail dont nous venons de parler est le premier dans lequel la myosite chronique ait été envisagée à ce point de vue; le premier dans lequel une méthode de traitement ait servi en même temps de moyen de recherches et de démonstrations, il fut suivi à peu de distance par d'excellentes études de Helleday (1), de Mosengeil (2), de Gies (3).

L'historique que nous venons de faire nous dispense d'insister sur l'étiologie de myosite chronique; il est probable que, comme la plupart de phlegmasies de même ordre, elle peut être produite par des causes variées, mais jusqu'à présent il n'y en a guère que deux dont on connaît bien l'action : 1° le traumatisme, dans ce cas la forme chronique succède à la forme aiguë; 2° le rhumatisme, c'est la cause prédisposante la plus commune.

(1) Helleday, *Om myositis chronica (rheumatica). Ett Bidrag till dess diagnostik och behandling*. Nord. med. Arkiv. Band, VIII.

(2) Mosengeil, *Archiv. für klin. Chirurg*, Band XIX, Heft 6, Berlin, 1876, p. 27.

(3) *Ueber Myositis chronica*. Zeitschr. für Chir., Band, XI, 1879, p. 161.

Les anatomo-pathologistes ont constaté dans les cas de myosite de longue durée que l'inflammation part du périmysium interne; qu'il se fait une prolifération du tissu conjonctif, une sclérose locale accompagnée d'atrophie des faisceaux musculaires (Helleday).

Les myosites chroniques peuvent siéger dans tous les muscles sans exception; l'assertion de Berghman et Helleday est exacte. Elles ont de la tendance à se propager par contiguité, il est rare qu'un foyer primitif garde toujours l'étendue et la consistance qu'il avait dès le début; c'est de cette manière que le tissu cellulaire sous-cutané, les nerfs et parfois les articulations du voisinage peuvent être intéressés. On rencontre quelquefois de l'arthrite sacro-iliaque en même temps que de la myosite du moyen fessier. Dans un cas de cette nature je me trouvai en présence d'une tuméfaction du volume d'un œuf de pigeon, placée de telle sorte qu'il était difficile de dire si elle appartenait aux insertions musculaires ou à la jointure. Elle remontait à deux ans; la jambe était fléchie sur la cuisse et la cuisse l'était sur le bassin; le membre était immobilisé dans cette situation par une contracture rebelle des différents muscles; je fus assez heureux pour avoir raison de tout par des mouvements passifs et du massage. Il est difficile de dire si, dans ce cas, l'arthrite était primitive ou secondaire. Étant donnée la rareté des phlegmasies chroniques simples de l'articulation sacro-iliaque, je suis disposé à croire qu'il y avait eu d'abord un foyer limité de myosite.

Les insertions des muscles constituent, en effet,

un lieu d'élection pour cette affection; à la nuque, au cou, au membre supérieur et au membre inférieur, c'est là qu'on la rencontre; mais ce serait une grave erreur de croire qu'il n'en existe pas d'isolée dans le corps charnu lui-même et loin des extrémités.

Rapports des myosites chroniques avec le rhumatisme. — On peut trouver, comme nous allons le voir, des myosites chroniques dans toutes les régions du corps; à la tête, au cou, sur le tronc et les membres; tous les foyers ne sont pas également accessibles, tous ne sont pas justiciables au même degré du massage. J'en ai vu dans les muscles de la paroi abdominale et particulièrement dans l'épaisseur du grand droit. Certains foyers se produisent spontanément chez des rhumatisants, ce sont de véritables nodosités de Froriep; d'autres succèdent à la forme aiguë et ont une origine traumatique. J'ai pu guérir une affection de cette nature qui siégeait dans le grand pectoral; quelques fibres s'étaient déchirées sous l'influence de violentes quintes de toux; plus le malade toussait, plus la douleur était vive; les accidents aigus passés, il se fit une accalmie et au bout d'une quinzaine de jours, il ne restait plus qu'une induration bien limitée et un peu sensible à la pression; j'en eus raison en huit séances de massage.

La symptomatologie varie suivant les régions. — Il est difficile de tracer un tableau symptomatique de toutes ces myosites chroniques. Un certain nombre d'entre elles, nous l'avons dit, passent inaperçues; jamais, probablement, les malades ne sauraient qu'elles existent si elles ne prenaient pas, sous l'influence d'un insultus quelconque, exposition au froid, traumatisme, attaque aiguë ou chronique de rhumatisme, une marche plus accentuée. Le traitement par le massage a eu, à défaut d'autres, l'avantage de nous édifier sur la véritable nature des complexus symptomatiques que personne auparavant n'aurait songé à rattacher aux muscles. On parlait à propos d'eux du tube digestif, du système nerveux, de l'état général; mais jamais on n'eût supposé qu'une lésion bénigne en apparence, peu volumineuse, peu douloureuse, pût déterminer de tels orages; nous voulons parler de certaines céphalalgies à paroxysmes que les nosographes ont toujours rangées parmi les migraines; de dyskinésies telles que la crampe des écrivains; d'impotences fonctionnelles du membre inférieur avec contractures et douleurs attribuées presque toujours à la sciatique. On trouve des foyers de myosite chronique auxquels les médecins traitants ou même consultants avaient bien rarement pensé, on les fait disparaître en massant et les troubles fonctionnels sont guéris; si défiant que l'on soit, il est impossible de supposer qu'il n'y a là que des coïncidences et qu'il n'existe pas entre la lésion localisée et les symptômes même éloignés, une relation de cause à effet.

Nous passerons maintenant en revue les phénomènes que nous trouverons dans les différentes régions.

Région de la tête et du cou. — Torticolis d'ori-

gine musculaire. — On observe fréquemment le torticolis ; nous l'avons vu dans les cas aigus et chroniques. Lorsqu'il est de date récente, on en a vite raison ; le résultat est moins brillant s'il est chronique et surtout invétéré. Je suis tout disposé à croire le torticolis congénital d'origine inflammatoire ; il a probablement pour cause la rupture d'un certain nombre de fibres musculaires durant l'accouchement ; la situation vicieuse de la tête est une conséquence de l'inflammation qui suit. Si l'on intervenait de bonne heure, on aurait raison de tout, mais comme d'habitude on ne voit les malades qu'à une période tardive de l'enfance, ou dans l'âge adulte, on n'obtient qu'un résultat insignifiant par la rectification et le massage ; il faut recourir à la ténotomie. On dit souvent, je ne sais trop pourquoi, que le torticolis se produit exclusivement lorsque le sterno-mastoïdien est intéressé ; je l'ai vu aussi fréquemment dans les myosites chroniques du trapèze. Il tenait si bien à une affection de ce muscle, que quand j'ai pu lui restituer son intégrité, l'anomalie a disparu.

Ici comme toujours, une rigoureuse précision dans le diagnostic est indispensable au succès ; on pourrait rendre un très mauvais service au malade en prenant pour un torticolis d'origine musculaire celui qui accompagne le mal de Pott occipital ; pour éviter l'erreur, il suffit d'y songer.

Accidents divers. — Les myosites qui siègent dans les muscles de la nuque et du cou produisent souvent des irradiations dans les muscles du bras et de l'avant-bras ; des attitudes vicieuses, tenant moins à des contractions proprement dites qu'à des positions prises involontairement par les malades pour mettre les muscles dans le relâchement et diminuer la douleur.

Mais encore plus fréquemment les propagations n'ont plus lieu du côté du plexus brachial ou de l'épaule, mais du côté des nerfs du cuir chevelu ; c'est également par là que se produisaient les paroxysmes et les irradiations : ces phénomènes font partie des céphalalgies d'origine musculaire. Quand on exprime cette opinion paradoxale en apparence, qu'on guérit souvent la migraine par le massage, on laisse entendre qu'il existe des douleurs de tête à forme migraineuse, résultant de myosites chroniques de la nuque et du cou, de névrites des nerfs du cuir chevelu. A deux reprises différentes, je me suis occupé de cette question. Mon premier travail (1) renfermait trente-deux observations dont la plus grande partie m'étaient personnelles et dans lesquelles on avait eu raison de céphalalgies rebelles en faisant disparaître des foyers de myosite plus ou moins anciens et plus ou moins étendus. J'avais été conduit, comme la plupart de ceux qui se sont occupés du massage, à examiner de plus près qu'on ne le fait ordinairement le système musculaire, et j'étais arrivé, d'induction en induction, comme MM. Vretlind, Helleday, Millis et Stoddard, à conclure que souvent c'est une myosite limitée, imperceptible à première vue, qui cause une douleur névralgique. Ces cas sont intéressants ; il y en a dans lesquels le masseur peut intervenir vite et sûrement ; de

(1) Norström, *Traitement de la migraine par le massage*. Paris, 1885.

ceux-là je pouvais parler en connaissance de cause, car j'ai eu l'occasion d'en traiter souvent et d'obtenir des résultats surprenants. Nous avons vu dans le cours des myosites des accidents éloignés, des névralgies dont on ne soupçonnait guère le point de départ, des toux rebelles à paroxysmes ; tout cela disparaissait avec l'inflammation. Quand vous vous trouverez en présence d'une hémicrânie dite rhumatismale, d'une névralgie sus-orbitaire ou faciale, dont l'origine nous échappe, ne bornez point votre examen à la région douloureuse. J'avais vu des indurations sur les bords et au niveau des attaches crâniennes des muscles trapèze, splénius, sterno-mastoïdiens ; c'était, dira-t-on, une coïncidence. Nullement, la pression sur ces foyers suffisait pour déterminer souvent un accès semblable à ceux qu'avaient éprouvés les malades ; on fait disparaître le noyau suspect, les paroxysmes cessent.

Il est impossible d'admettre l'indépendance de manifestations aussi étroitement solidaires ; par malheur, le lien n'est pas visible.

Céphalalgies et céphalées d'origine musculaire. — La névralgie de la tête, consécutive aux inflammations limitées des muscles de la nuque ou du cou, résulte-t-elle de propagations aux filets nerveux? Est-elle réflexe ou vaso-motrice? nous ne saurions le dire. Peu importe ; son point de départ est connu ; c'est la meilleure indication thérapeutique. Nous ne voulons pas affirmer que les vieilles méthodes n'aient rien de bon, mais dans beaucoup de cas, elle sont inutiles ; le massage simple, tel que nous l'avons appliqué dans les affections du système musculaire, a raison de tout, plus vite et mieux qu'elles.

Nous allons essayer de démontrer : 1° que les formes de céphalalgie décrites dans nos observations se rattachent bien au complexus appelé par les auteurs migraine ou hémicrânie ;

2° Que les symptômes étudiés isolément sont les mêmes dans les deux cas; qu'ils ne peuvent présenter que les différences individuelles ;

3° Que les doctrines formulées jusqu'à ce jour, suffisantes pour expliquer un certain nombre de faits, ne sauraient convenir à tous; qu'il y a, au point de vue pathogénique, des hémicrânies et non une hémicrânie;

4° Que dans la classe la plus nombreuse et la moins connue peut-être, il y a des altérations du voisinage des nerfs, dont la douleur est la conséquence.

Aujourd'hui, il y a peu de névrologistes qui ne songent pas à examiner avec soin les muscles de la nuque dans les névralgies rebelles du cuir chevelu, et dans les migraines typiques. Je n'ai cependant pas voulu dire qu'en dehors de l'état fébrile, tous les maux de tête à exacerbation sont d'origine musculaire ; je suis revenu là dessus dans un travail ultérieur.

Dans mon premier travail je tâchais de faire apparaître la relation de causalité existant entre les indurations musculaires cervicales et les douleurs céphaliques ; de montrer qu'avec un traitement méthodique on pouvait tout guérir ; mais lorsqu'il est bien prouvé qu'une médication est légitime, tout n'est pas dit par rapport à elle ; restent les indications. Le massage n'est pas infaillible; son application comporte des chances d'insuccès. Si convaincu que l'on soit, il ne faut jamais pousser l'optimisme à l'extrême, l'expérience ouvrirait vite les yeux et montrerait que si la foi a pu suffire autrefois à transporter des montagnes, elle ne suffit pas toujours à guérir.

Une seconde brochure (1), fondée sur mon expérience propre, était surtout destinée à montrer les indications et les contre-indications du massage dans les céphalalgies, à montrer comment il faut l'appliquer si l'on veut réunir toutes les chances des succès. Dans dix observations on trouvait :

1° Une induration du volume d'une noix dans le corps du splénius droit. Empâtement du cuir chevelu au voisinage du point d'émergence du nerf petit occipital. A gauche, douleur à la pression au niveau de l'insertion du trapèze.

2° A droite, en arrière de l'apophyse mastoïde, induration prononcée correspondant aux insertions musculaires. Autre induration du trapèze correspondant au milieu de la nuque ; la pression, à ce niveau, provoque une douleur sur sur le vertex et dans l'orbite. Ganglion lymphatique tuméfié et douloureux dans le voisinage. Douleur à la pression sur les ganglions cervicaux supérieur et moyen du sympathique.

A gauche, indurations symétriques correspondant à l'insertion des sterno-cléido-mastoïdiens. Noyau résistant dans le corps d'un des scalènes, plus marqué au niveau de son insertion sur l'omoplate. Douleur à la pression sur les ganglions cervicaux supérieur et moyen.

(1) *Céphalalgie et Massage*, Paris, 1890.

3° A droite, induration au voisinage des attaches crâniennes du splénius; augmentation de la résistance des deux sterno-cléido-mastoïdiens, un peu au-dessous de leur insertion à l'apophyse mastoïde. Foyer d'induration le long de l'attache du trapèze au crâne; tuméfaction étendue de sa gaîne aponévrotique dans la région des protubérances occipitales. Sensibilité sur le trajet du sus-orbitaire dans la région frontale droite.

4° A droite, point douloureux à la pression derrière l'apophyse mastoïde; autre point sur trajet du trapèze. — A gauche, tuméfaction douloureuse au niveau des attaches crâniennes du splénius, du trapèe, du temporal.

5° A droite, induration du volume d'une amande correspondant aux attaches crâniennes du splénius. Tuméfaction et sensibilité à la pression correspondant à l'insertion supérieure du sterno-cléido-mastoïdien; mêmes lésions au niveau des attaches du temporal.

Deux ganglions lymphatiques de la nuque sont tuméfiés et douloureux. Ganglion cervical moyen du grand sympathique tuméfié et douloureux à la pression.

A gauche, sensibilité à la pression au niveau du ganglion cervical supérieur, moindre au niveau du ganglion cervical moyen.

6° Des deux côtés, induration sur le bord supérieur du trapèze. A gauche, induration correspondant à l'insertion mastoïdienne du sterno-cléido-mastoïdien.

7° A droite, dans le bord supérieur du trapèze, induration musculaire du volume d'une noisette.

Point douloureux à la pression sur le trajet des scalènes. Ganglion cervical moyen tuméfié et douloureux. A gauche, dans l'épaisseur du trapèze, petite induration du volume d'une noisette (portion cervicale). Autre tuméfaction correspondant à l'insertion du muscle sterno-cléido-mastoïdien, œdème de la peau et du tissu cellulaire sous-cutané. Infiltration du cuir chevelu dans la région occipitale. Ganglions cervicaux supérieur et moyen tuméfiés et douloureux.

8° A droite, douleur au niveau des attaches crâniennes des muscles du cou à la protubérance occipitale externe, à l'apophyse mastoïde. Les deux ganglions du sympathique, surtout le moyen, sont tuméfiés.

A gauche, tuméfaction et induration au niveau des scalènes ; ganglions lympathiques tuméfiés et douloureux; ganglion cervical moyen tuméfié et douloureux à la pression.

9° Myosite de presque tous les muscles du cou prononcée surtout sur le bord externe de la portion cervicale des trapèzes et des scalènes ; les temporaux sont également pris. Ganglions cervicaux (supérieur et moyen) du grand sympathique sensibles à la pression.

10° Derrière les apophyses mastoïdes, tuméfaction douloureuse; même lésion au niveau des attaches crâniennes du trapèze.

Il s'agissait donc toujours de faits analogues à ceux que nous avons en vue. L'ensemble de mes observations ne fait qu'appuyer mes conclusions.

1° A savoir que les myosites chroniques du crâne de la partie supérieure du cou et de la nuque s'accompagnent de névrites par propagation ; que les différents filets nerveux du cuir chevelu et même les ganglions cervicaux du grand sympathique peuvent être intéressés.

2° Ces lésions s'accompagnent de céphalalgies de forme variable, dont beaucoup présentent des accès ressemblant de tout point à ceux que les malades et les médecins eux-mêmes appellent d'habitude des accès de migraine.

3° Par le massage on réussit le plus souvent à guérir les myosites chroniques et les céphalalgies, même lorsqu'elles datent de longtemps, sont définitivement guéries.

Région du tronc. — *Les myosites du tronc* donnent lieu, comme celles du cou et de la tête, à différents processus assez mal déterminés : on parle de *tour de reins* à propos d'accidents aigus d'origine traumatique caractérisés par une douleur continue spontanée, exagérée parfois à tel point dans les mouvements que le malade est obligé à une immobilité au moins partielle. Il s'agit comme toujours du tiraillement et de la rupture d'un certain nombre de fibres musculaires et d'accidents inflammatoires consécutifs. Ce sont là d'excellents cas pour le massage; en deux séances, parfois en une seule, le praticien a raison d'accidents qui semblaient très graves ; c'est dans un fait de cette nature communiqué à la Société de médecine de Lyon, en 1837, que Martin, de Lyon (1), put faire

(1) Martin (de Lyon), *Compte rendu des travaux de la Société de médecine de Lyon*, 1837.

une sorte de miracle et se venger par une inoffensive mystification du septicisme impertinent d'un de ses confrères à l'égard du massage.

On appelle *lumbago* une affection douloureuse siégeant de préférence, comme son nom l'indique, à la partie inférieure du tronc. Tantôt, c'est une myosite traumatique aiguë abandonnée à elle-même ou traitée à contre-sens; souvent c'est une myosite chronique d'emblée; plus souvent encore c'est une simple douleur a frigore. La plupart des pathologistes font rentrer le lumbago dans les formes du rhumatisme musculaire. Je n'y vois aucun incon énient et je puis répéter ce que j'ai dit pour toutes les phlegmasies de même ordre : le rhumatisme agit comme cause prédisposante. Un des défauts les plus graves de cette terminologie c'est son manque de précision; on parle de tours de reins et de trauma, de lumbago et de rhumatisme, on institue des médications générales et savantes; dans les deux cas le vrai et le seul traitement c'est le traitement local. De plus une expression unique semble indiquer des analogies cliniques nombreuses; c'est le contraire qui est vrai.

Il s'agit de myosites à foyers souvent multiples dans les observations que nous avons recueillies; en cherchant bien, on en découvre dans les muscles prévertébraux, dans ceux de la masse sacro-lombaire, dans le grand dorsal. Inutile d'espérer qu'on guérira le malade en une ou deux séances. La patience et la conviction sont des qualités indispensables pour qui veut conduire à bien un traitement de cette espèce. Il faut chercher les foyers en tâtonnant; parfois dans une seconde exploration on en découvre qui avaient échappé dans une première; puis on masse jusqu'à disparition : tant qu'il reste une zone où l'élasticité est perdue, une saillie ou une résistance, il faut agir ferme, car les douleurs persistent, si elles ont été momentanément atténuées, elles peuvent reparaître avec une nouvelle intensité.

Il y a d'autres myosites du tronc dont on ne dit rien et qui pourtant ne sont guère moins pénibles que celles dont nous venons de parler; elles siègent dans la paroi antérieure de l'abdomen; celles-là peuvent provoquer des gastralgies, des entéralgies, des cystalgies. J'en ai observé une très rebelle à la suite d'une myosite de la partie inférieure de la paroi antérieure de l'abdomen; le malade avait de la dysurie, des mictions d'une fréquence inquiétante et une douleur vésicale continue. Ce fait semble confirmer une opinion défendue par M. Hartmann (1) d'après laquelle les cystalgies seraient presque toujours de nature réflexe. Heureusement que chez mon client, les noyaux d'induration étaient superficiels et accessibles. Après trois semaines de massage il allait bien; obligé d'interrompre son traitement à ce moment, il put vaquer à ses affaires comme avant d'être malade. J'eus l'occasion de le revoir quelques mois plus tard; l'amélioration s'était maintenue et même accusée. Malheureusement il n'en est pas toujours ainsi; il est extrêmement difficile d'atteindre ces foyers chez des individus qui ont de l'embonpoint. Des myosites du tronc, celles de la

(1) Hartmann, *Revue de chirurgie*. Paris, 1889, n° 10.

paroi abdominale, sont peut-être les plus ennuyeuses de toutes; elles donnent lieu à des difficultés de diagnostic, dont il est extrêmement difficile de sortir, leur traitement est laborieux, les indurations fuient sous le doigt parce que la masse intestinale se déplace, on n'obtient qu'une fixité relative et très courte en recommandant au malade de retenir le plus longtemps possible sa respiration.

Membre supérieur. — Myosites de l'épaule et du bras. — Des myosites chroniques sont très fréquentes dans le membre supérieur. On en trouve dans le deltoïde, surtout à l'endroit de son insertion à l'humérus, avec tendance d'irradiation des douleurs le long du bras jusqu'à la main. J'en ai du reste rencontré dans tous les muscles du bras, sauf le biceps brachial.

Nous avions rangé parmi les maladies du système nerveux un certain nombre d'états morbides réunis d'habitude sous le nom générique de *dyskinésies* et qui n'ont pour caractère commun que l'impuissance fonctionnelle amenée par eux.

Il est probable que ces anomalies se sont produites de tout temps dans tous les actes exigeant des associations motrices un peu compliquées. C'est depuis 1830 seulement qu'on a étudié méthodiquement ces états et tenté de remonter à leurs causes.

On ne parlait que de l'écriture; il semblait que le trouble fonctionnel en question se produisît exclusivement dans cet acte; s'il en eût été ainsi, c'eût été un argument sérieux en faveur de l'origine centrale de la maladie; car, même en réduisant le travail au strict nécessaire, même en envisageant l'écriture comme un acte machinal, presque automatique, elle exige encore une intervention plus active du sensorium que beaucoup d'autres actes à mouvements minutieux.

La crampe des écrivains et les myosites chroniques. — Des observations nombreuses montrent que les accidents spasmodiques ou paralytiques ne se produisent point exclusivement pendant l'écriture, qu'ils sont capables d'entraver sérieusement de nombreux actes exigeant la mise en activité simultanée de plusieurs muscles de la main, du bras, de l'avant-bras et de l'épaule.

On a décrit des *dyskinésies professionnelles* analogues à celle dont nous venons de parler chez les pianistes, les violonistes, les ouvriers travaillant les métaux d'une manière un peu délicate : bijoutiers, ferblantiers, mécaniciens, zingueurs ; chez les télégraphistes, les photographes, les cigarières, les trayeuses de vaches, etc. (1).

On essaya de tout réunir sous un même nom et d'esquisser un tableau clinique s'appliquant à une maladie déterminée. Les auteurs l'ont appelée successivement *graphospasme*, *mogigraphie*, *paralysie anapeiratique*, *dyskinésie professionnelle*, *contracture par abus fonctionnel*, etc. Aucune de ces expressions n'a fait fortune et aujourd'hui comme autrefois on dit de préférence *crampe des écrivains*. Cette dénomination semble indiquer qu'il existe nécessairement une contracture, ce qui est erroné ;

(1) Voy. Layet, *Hygiène des professions et des industries*. Paris, 1875.

que l'affection se rencontre exclusivement chez les écrivains, autre inexactitude.

On a été plus heureux dans la classification des symptômes. Duchenne, de Boulogne, dont les idées sont encore à l'heure actuelle acceptées presque partout en France, admet une forme *spasmodique* et une forme *paralytique* (1). Benedikt en ajoute une troisième, la forme *trémulente*.

A partir du moment où l'on a été à peu près d'accord sur la symptomatologie, les discussions et les recherches n'ont guère porté que sur deux points : 1° sur la nature et l'origine de la maladie ; 2° sur son traitement.

Pathogénie. — C'est encore Duchenne, de Boulogne, que l'on trouve à la tête d'une des écoles existantes, à propos de la pathogénie.

La perte de la coordination des mouvements domine le tableau clinique ; comme l'avaient déjà remarqué fort justement Charles Bell, Heyfelder et beaucoup d'autres, il n'existe aucune anomalie en dehors de certains actes : une personne peut se servir de ses deux mains pour des exercices violents ou délicats sans le moindre trouble ; pour qui l'observe à ce moment, l'intégrité du système nerveux et du système musculaire ne prête à aucun doute. L'affection ne devient visible que dans un acte compliqué exigeant la mise en activité de muscles nombreux, d'inégal volume et d'importance inégale ; c'est à cause de cela que Duchenne regarde comme invraisemblable l'origine myogène du spasme : la conservation des mouvements en dehors

(1) Duchenne (de Boulogne), de l'*Electrisation localisée*.

des associations complexes et la conservation de la contractilité électrique lui paraissaient devoir faire mettre les muscles hors de cause. Cet auteur a vu l'affection se produire des deux côtés successivement ; des sujets qui ne pouvaient plus écrire de la main droite à cause d'une contracture du rond pronateur et des muscles de l'éminence thénar, réussirent à écrire de la main gauche avec assez d'habileté ; au bout d'un certain temps, les ronds pronateurs gauches furent atteints de contracture spasmodique (1). Duchenne admettait qu'il existait dans l'encéphale un centre de coordination pour les mouvements des mains. Les dyskinésies professionnelles correspondraient à des altérations temporaires ou permanentes. Faire d'un trouble aussi nettement limité que la crampe des écrivains une maladie du système nerveux d'origine centrale, c'était remonter bien haut. Cependant comme l'explication était commode et qu'on n'en avait pas de meilleure elle fut acceptée. On alla même plus loin que Duchenne quand on voulut fixer le siège du centre admis par lui et indiquer ses propriétés. Erb ne le nie pas (2), mais il admet un mécanisme différent de celui qu'a donné Duchenne. Les impressions motrices volontaires passeraient par des régions déterminées de la substance grise qui prennent, par suite de l'habitude, une sorte de coefficient normal de conduction ; si l'excitabilité de ces régions est augmentée, les impressions passent trop facilement, il se fait des contractures des mus-

(1) *Electrisation localisée*, p. 1028.
(2) Erb, in *Ziemssen's Handbuch. d. allg. und spec. Pathologie und Therapie*, Band XII.

cles qu'elles doivent mettre en jeu. Si l'excitabilité est diminuée, on a de la fatigue, de la parésie et du spasme des antagonistes (1). Pour Erlenmeyer l'existence de centres de coordination motrice n'est pas douteux ; elle explique même certains points obscurs de l'histoire des peuples de l'antiquité. Le centre de l'écriture se trouve dans l'hémisphère gauche du cerveau ; c'est grâce à cela qu'elle prend sa direction naturelle de gauche à droite. Les anciens Juifs, comme plusieurs autres peuples sémites contemporains, écrivaient de droite à gauche, de la main gauche et cela très probablement parce qu'ils étaient gauchés du cerveau !! Qu'on plaçât l'origine de tout dans le cerveau, le bulbe ou le renflement cervical de la moelle épinière, la chose avait peu d'importance ; la crampe des écrivains restait une affection de système nerveux central et c'est de ce côté que devait s'orienter la thérapeutique.

Dès 1873 le professeur Rossander, de Stockholm, s'engageait résolument dans la voie nouvelle indiquée par Poore (2). Sans mettre complètement le système nerveux hors de cause, Rossander admettait qu'il faut compter avec les altérations secondaires et remonter au processus originel par une observation attentive de ces altérations, plutôt que par des observations précoces. Elles pourront même prendre la première place. On trouvera peut-être

(1) Les idées du professeur Erb sont fort bien exposées par Straus dans l'article *Muscle* du *Nouveau Dictionnaire de Médecine et de Chirurgie pratiques*. Paris, 1877, t. XXIII.

(2) Poore, *An analysis of 73 cases of Writer's cramp and impaired writing power*. (Medico-chirurgical Transactions, t. LXI.)

que, comme les grands fleuves qui naissent de sources insignifiantes, le cortège symptomatique ultime qui conduit jusqu'à la substance grise médullaire a pour origine un *petit muscle de la main d'une utilité secondaire* Il est vraisemblable qu'on ne trouve pas la même lésion dans tous les cas parce que tous les muscles de la main prennent plus ou moins part à l'acte compliqué qui constitue l'écriture. Des réserves de même ordre avaient été faites par les névrologistes eux-mêmes. Erb, par exemple, admet que des lésions, des muscles de la main et même de l'avant-bras, ont pu, dans certains cas, donner lieu à des dyskinésies.

Traitement. — Les courants faradiques avaient échoué entre les mains de Duchenne, de Boulogne. Berger et Eulenburg avaient essayé sans mieux réussir les courants galvaniques ; on en était arrivé à chercher des appareils prothétiques qui permissent d'écrire (1). En 1881, Zuber déclarait que le traitement mécanique était une pure plaisanterie et il n'en connaissait pas de beaucoup plus effectif. « Le premier moyen à employer, disait-il, est le repos complet de la main surmenée par le travail. Si la position du malade le permet, on le sortira entièrement de ses occupations, et on lui conseillera les distractions, les voyages, etc. Dans le cas contraire il faudra qu'il apprenne à écrire de la main gauche et avec de la prudence, il pourra éviter l'atteinte secondaire de cette main. » Les procédés n'étaient pas assez nombreux pour qu'on

(1) Voy. Duchenne (de Boulogne), *Electrisation localisée*. Gaujot, *Arsenal de la chirurgie contemporaine*.

pût être embarrassé pour le choix, une dyskinésie empêche quelqu'un d'écrire, qu'il reste en repos ! Elle ne lui permet plus d'exercer son métier, s'il est pianiste, horloger, bijoutier, etc. : qu'il en change ! voilà à quoi se résumait la thérapeutique.

Toute médication ayant donné un succès fût reçue avec bienveillance, presque avec enthousiasme.

Zuber avait parlé de frictions, de massage isolés ou combinés à des injections médicamenteuses, du procédé de Cederschjöld qui consistait à irriter mécaniquement avec les doigts les troncs nerveux ; tous ces moyens avaient donné des succès. Zuber n'insista peut-être pas suffisamment sur eux ; il eut tort de ne voir dans Cederschjöld qu'un précurseur des partisans de l'élongation chirurgicale des nerfs.

M. Rossander attribue toutes les formes de dyskinésie professionnelle, quelle que soit leur origine, à un état parétique de certains muscles ou de certains groupes musculaires. Au point de vue du traitement, son procédé n'est peut-être pas tout à fait concluant, car, en même temps qu'il pratiquait le massage, il fit des injections sous cutanées de strychnine.

On est arrivé à ne plus voir exclusivement dans la crampe des écrivains une affection du système nerveux et à donner aux muscles plus d'importance qu'on ne leur en avait d'abord accordé. A partir du moment où cette notion fut acquise, l'application d'un thérapeutique topique et rationnelle devint imminente.

Nous avons vu combien attachaient peu d'importance à ces faits ceux qui les connaissaient. Un article du Dr Romain Vigouroux attira l'attention sur une méthode mieux comprise et plus complète que toutes celles dont on avait parlé. Dans sa première communication sur ce sujet, il rappela que deux malades de M. Charcot, traités par un maître d'écriture de Francfort-sur-le-Mein, M. Wolff, avaient été guéris (1). Ce travail fut suivi d'une revendication presque immédiate du Dr E. Schott (2); celui-ci déclara que le procédé appliqué appartenait à son frère Augustin Schott et à lui-même; que Wolff l'avait appris d'eux. Il comprend la gymnastique et le massage.

La gymnastique consiste : 1° en *mouvements passifs* que le malade exécute : 2° en *mouvements actifs* qu'une autre personne arrête. Le massage porte : 1° *sur les nerfs; 2° sur les muscles.*

Nous avons vu comment on était arrivé successivement de l'étude clinique purement empirique de la crampe des écrivains et des dyskinésies de même ordre à différentes conceptions sur la pathogénie; comment on s'était occupé en dernier lieu du système musculaire laissé au second plan au début tant qu'on avait cru avoir affaire à une affection du système nerveux central; comment on avait institué d'une façon tout empirique des médications qui avaient réussi dans un nombre de cas suffisant pour éveiller l'attention.

Rapport pathogénique de la crampe des écrivains avec le myosite chronique. — Je vais mon-

(1) Romain Vigouroux, *Progrès médical*, 1882, n° 3.
(2) *Deutsche medizinal Zeitung*, 1882, 2 mars 1882, p. 97.

trer comment je suis arrivé à une idée plus précise; comment j'ai été conduit à rapprocher des accidents observés dans la sphère des mouvements, d'autres accidents observés dans la sphère de la sensibilité; à établir une sorte d'analogie entre la crampe des écrivains et les affections douloureuses de la tête.

Mon attention fut attirée par un phénomène que j'observai d'abord sur moi-même. Le massage des foyers d'induration musculaire un peu sérieux exige un exercice continu et un jeu forcé des muscles de l'éminence thénar. La fatigue arrive vite pour les masseurs qui débutent; l'entraînement, qui permet de faire de longues séances, ne s'acquiert que par une longue pratique. Il y a quelques années, la fatigue s'accusait chez moi par des phénomènes rappelant singulièrement ceux de la crampe des écrivains. Lorsqu'après une séance prolongée je voulais écrire, j'étais sûr d'en être empêché par des tremblements du pouce et de l'index ressemblant à ceux que Benedikt a rattachés à la forme trémulente de la crampe. En même temps j'avais de la tuméfaction et de la douleur au niveau de l'éminence thénar et sur le trajet du long fléchisseur du pouce. Quand, au contraire, j'avais fait du massage avec toute la main, je n'éprouvais rien de semblable, si longue qu'eût été la séance. Le tremblement durait un quart d'heure ou même davantage et disparaissait.

Plus tard l'accoutumance s'est faite et je n'ai plus éprouvé rien de semblable.

Un exercice musculaire exagéré peut donc produire une *agraphie spasmodique temporaire;* cette crampe accompagne un processus irritatif du côté des muscles en jeu. Reste à savoir s'il ne se passe pas quelque chose de semblable dans les cas spontanés en apparence et si, au lieu d'une tuméfaction et d'une douleur accidentelles, il n'y aurait pas sur le trajet d'un ou plusieurs muscles des foyers de myosite chronique susceptibles de s'étendre et de se comporter comme ceux que nous avons vus à la nuque et au cou. Cette supposition n'était point en désaccord avec les faits ; nous avons vu que Zuber a signalé après Duchenne, de Boulogne, la possibilité d'accidents symétriques à différents degrés, assez prononcés pour que, lorsque les malades se sont habitués à écrire de la main gauche, ils soient encore arrêtés par des crampes de ce côté.

Au mois d'octobre 1885, j'eus l'occasion d'observer un fait propre à confirmer les idées que j'avais sur ce point. La malade, une dame anglaise, professeur de piano, présentait la forme paralytique de la dyskinésie. Cette affection remontait à cinq ans ; elle avait été traitée par la plupart des névrologistes de l'Europe; un compatriote de cette personne avait parlé de neurasthénie ; des courants continus furent appliqués plusieurs mois sans succès. Lorsqu'elle s'adressa à moi, j'avais déjà traité plusieurs malades par la méthode de Schott, je résolus d'examiner avec plus de soin que je ne l'avais fait jusqu'alors la musculature de l'avant-bras et de la main ; de voir si je ne rencontrerais point quelques foyers de myosites. J'en trouvai quatorze dans les bras, les avant-bras, les mains ; ceux de droite étaient en général plus gros et plus durs que ceux de gauche. Il y en avait sur le brachial antérieur, sur les long et court supinateur, sur le long fléchisseur du pouce ; les interosseux dorsaux et palmaires étaient tuméfiés et douloureux à la pression; on trouvait des indurations jusque dans l'épaisseur des grands pectoraux des deux côtés. C'était un excellent cas pour la recherche et l'examen : il était beaucoup moins avantageux pour le traitement; les désordres remontaient à cinq ans; ils présentaient une telle étendue que, pour les faire disparaître, il fallut une rare persévérance de la part du praticien et de la malade. En revanche si nous réussissions à remettre le système musculaire et les articulations dans leur état normal (il y avait un peu d'épanchement dans celles du pouce avec le métacarpe) nous serions dans d'excellentes conditions pour discuter les rapports de la dyskinésie et de la lésion objective ; si la première était guérie après la disparition de la seconde, il y avait de sérieuses raisons de croire que c'était un accident consécutif et que la myosite était l'origine de tout. Pendant plus de deux mois, je fis des séances quotidiennes d'une demi-heure; m'acharnant pour ainsi dire après chaque foyer. Au bout de ce temps il ne restait rien ; l'examen le plus minutieux des régions précédemment intéressées ne décelait plus la moindre induration. Depuis quatre semaines environ, la malade pouvait jouer du piano assez longtemps sans crampes; à la fin du traitement elle écrivait sans spasme, sans fatigue, ni tremblements, aussi longtemps qu'elle le voulait. (Avant le traitement, les crampes se produisaient pendant l'écriture aussi bien que pendant l'exercice du clavier.)

Il m'était donc démontré que des foyers disséminés ou symétriques de myosite chronique de la main, du bras et de l'avant-bras, pouvaient s'accompagner du syndrôme classique appelé par les auteurs crampe des écrivains, des pianistes, etc.; que quand on a guéri la myosite, la diskinésie disparait. Cette constatation me permit de me rendre compte d'un succès complet que j'avais obtenu l'année précédente en appliquant intégralement la méthode de Schott.

Je ne veux cependant pas dire que toutes les crampes des écrivains sont consécutives à des myosites chroniques; qu'on les guérit toutes par le massage. Il y en a dans lesquelles on ne trouve pas d'induration malgré tout le soin qu'on apporte dans la recherche; il y en a qu'on ne guérit pas en massant les foyers découverts. Outre le malade dont j'ai parlé j'en ai complètement traité sept autres dans ma clientèle, parmi lesquels un avait des crampes en écrivant et en jouant du piano. Cela fait huit cas en tout; six fois, j'ai trouvé des indurations musculaires; deux fois je n'ai rien rencontré. Dans ces deux derniers cas, j'ai fait à tout hasard un massage général du bras; chez un malade les séances furent quotidiennes et durèrent six semaines; j'obtins une amélioration légère qui dura quelques mois; je n'ai rien eu chez le second. Je ne crois donc pas que l'on puisse attendre grand chose du massage lorqu'il n'existe rien de tangible dans les muscles.

On a des insuccès même dans les cas semblant les plus favorables.

Au mois de novembre 1888, j'ai massé un ancien notaire de Paris, atteint depuis vingt ans d'une crampe des écrivains; elle était telle que depuis quelques années il se servait exclusivement pour écrire d'une machine américaine. Foyers de myosites dans plusieurs muscles du bras, dans le grand pectoral et l'épaule; épanchement dans la gaîne du long fléchisseur du pouce, au-dessous des muscles de l'éminence thénar ; tuméfaction des interosseux dorseaux et des lombricaux. Massage durant trois mois sans interruption; les indurations ont disparu; le bras est beaucoup plus fort qu'auparavant; les douleurs dont il se plaignait lorsque je le vis pour la première fois n'existent plus; mais la dyskinésie persiste. Chez un autre malade obligé par métier d'écrire, je trouve des myosites de l'avant-bras, du bras et de la main. Massage pendant sept semaines, résultat peu encourageant. Je m'expliquai cette fois mon insuccès relatif. La crampe datait de trois ans; le malade qui était nerveux et agité à l'extrême ne put s'astreindre à un repos absolu parce qu'il était était obligé de travailler pour faire vivre sa famille. Je n'ai noté que trois fois chez mes malades un état nerveux qu'on pût appeler nervosisme. Deux étaient des écrivains de profession, nerveux avant la dyskinésie; ils l'étaient devenus beaucoup plus à partir du jour où elle s'était développée; l'anxiété morale produite par la perspective d'une infirmité qui les empêcherait de travailler avait contribué pour beaucoup à la production de leur état. Il aggrave toujours le pronostic à cause de l'extrême irritabilité réflexe qui l'accompagne. Voilà ce que j'ai rapporté, en 1891, dans mon *Traité du massage*. Depuis cette époque j'ai eu à soigner et avec succès un nombre assez important de personnes atteintes de crampe des écrivains ; ce qui m'a confirmé dans mes vues sur la nature de la maladie qui nous occupe.

Je ne suis qu'à moitié surpris de la tendance aux récidives constatée, surtout lorsque la cure n'a pas été terminée; les myosites du membre supérieur qui donnent lieu aux crampes motrices me paraissent reposer sur un substratum rhumatismal. Comme les lésions du même ordre, elles sont très souvent multiples et symétriques; j'ai trouvé quelquefois en même temps des myosites du cou, du tronc, des bras; j'ai trouvé d'autres accidents que presque tous les auteurs attribuent au rhumatisme chronique; par exemple, des épanchements dans les synoviales musculaires, des arthrites dans les articulations carpo-métacarpiennes, métacarpo-phalangiennes, Les médications générales employées d'habitude contre le rhumatisme chronique, et en particulier les cures thermales, sont alors très utiles.

Dans mes cas les malades présentaient la forme trémulente à un degré plus ou moins prononcé; la même méthode est applicable dans toutes les autres formes.

Les manipulations nécessaires sont l'*effleurage*, les *frictions* et le *tapotement*. Je ne reviens pas sur le but que vise chacune d'elles ; je parlerai un peu plus loin des indications générales dans les indurations musculaires de n'importe quel siège : j'ai du reste donné des détails précis sur le *modus faciendi* dans mon dernier travail sur le traitement des affections douloureuses de la tête.

Membre inférieur. — Ressemblances des accidents

produits quelquefois par les myosites de la région fessière avec la sciatique. — Des malades atteints des myosites des muscles fessiers (1) m'avaient été adressés avec le diagnostic *sciatique* parce qu'ils se plaignaient des douleurs dans tout le membre inférieur plus accusées au moment des changements de temps, présentant parfois des paroxysmes très violents. Plusieurs avaient une atrophie marquée des muscles de la fesse, de la cuisse et de la jambe et marchaient difficilement; chez l'un d'eux, la jambe était fléchie légèrement sur la cuisse, il y avait de la contracture en même temps que de l'atrophie.

Les myosites de la cuisse siégeaient presque toujours dans le triceps.

Quelquefois on en trouve aussi dans les adducteurs, surtout de cause traumatique. Elles sont très fréquentes dans tous les muscles de la jambe et surtout dans les muscles situés dans la région du tendon d'Achille où le massage est particulièrement douloureux.

§ 2. — CONTRACTURE ET ATROPHIE MUSCULAIRES.

Nous sommes obligés d'étudier, avec les affections du corps charnu des muscles, deux états secondaires qui peuvent succéder à toutes les maladies que nous avons eu l'occasion de voir, à celles des articulations et de leurs annexes, comme à celles du système osseux et du système musculaire. Ce sont les *contractures* et les *atrophies*.

(1) Il s'agit ici presque toujours du moyen fessier.

Dans bon nombre d'entre elles le massage est utile, on pourrait même dire qu'il l'est dans toutes, mais personne ne songerait à affirmer qu'il guérit définitivement les contractures de n'importe quelle origine, de n'importe quelle cause. Il peut les faire disparaître; c'est alors une médication réellement curative, mais il peut aussi contribuer seulement à améliorer la nutrition des muscles comme un simple adjuvant de moyens thérapeutiques plus radicaux.

Par ce fait seul que des traitements identiques dirigés contre des complexus qui semblent identiques eux-mêmes peuvent aboutir à des résultats différents, il est indispensable d'analyser les cas, de remonter à leurs origines et, si faire se peut, de déterminer leur nature respective.

Il est presque impossible d'étudier isolément la contracture et l'atrophie; ce sont deux états connexes qui souvent existent en même temps ou se succèdent. Un muscle contracturé s'atrophie à la longue, et la réciproque est vraie; il est exceptionnel qu'une atrophie musculaire ne s'accompagne pas de contracture du muscle primitivement atteint ou des antagonistes. Cette connexité n'implique nullement l'identité des deux syndrômes; on peut concevoir *a priori* qu'il existe entre eux des différences qu'on peut constater sans peine. Il est très possible que la nutrition d'un muscle en état de contracture soit intacte; que tous ses éléments soient conservés, qu'il n'y ait ni sclérose ni dégénérescence graisseuse. A cet égard, les recherches anatomiques faites jusqu'à ce jour n'ont fourni aucune notion décisive; peu ont même porté sur des contractures récentes; d'un autre côté l'examen à la vue et au toucher d'une région à muscles contracturés ne révèle pas toujours cette diminution de volume, cet amaigrissement caractéristique des atrophies prononcées; il faut donc étudier isolément la contracture et l'atrophie.

Comment on comprend aujourd'hui les contractures. — M. Duplay déclarait il y a quelques années que la contracture est un raccourcissement spasmodique aigu et nécessairement spontané de la fibre musculaire. M. Charles Richet appelle *contracture* toute contraction musculaire prolongée qui ne peut être relâchée sous l'influence de la volonté (1). M. Erb parle d'un raccourcissement durable des muscles amenant le rapprochement graduel de leurs points d'insertion, M. Straus donnait la définition suivante en 1875 : « La contracture est une contraction tonique persistante et involontaire d'un ou plusieurs muscles de la vie animale (2). »

Contractures vraies et fausses contractures. — M. Blocq considère la contracture comme un état pathologique du muscle caractérisé par la raideur involontaire et durable.

On lui rattache à tort d'après ce dernier auteur un certain nombre d'états qui lui ressemblent. Les plus remarquables sont : les convulsions toniques passagères à successions successives et irrégulières, les crampes, les tics, la catalepsie carac-

(1) Ch. Richet, *Pathologie des nerfs et des muscles*, p. 482.

(2) Straus, *Des contractures*, thèse de concours d'agrégation. Paris, 1875.

térisée par l'aptitude des muscles à recevoir et à conserver un certain temps les divers degrés de contraction que leur imprime une main étrangère, les rétractions fibreuses déterminées par des brides de tissu inodulaire, les raccourcissements par adaptation des muscles, déterminés par la paralysie de leurs antagonistes. Il y aurait donc des *vraies* et des *fausses contractures*.

Dans les *contractures vraies* on trouverait une exagération constante des réflexes tendineux, avec une trépidation spinale habituelle ; les muscles antagonistes seraient toujours pris ; cette contracture débuterait souvent sous l'influence du traumatisme ; elle présenterait des variations d'intensité, à l'examen des muscles, on éprouverait une sensation de résistance élastique ; elle disparaîtrait au bout d'un temps variable après l'application de la bande d'Esmarch ; elle se résoudrait complètement pendant la narcose chloroformique et les réactions électriques des muscles seraient normales.

Dans les *fausses contractures*, il n'y a pas d'exagération des réflexes tendineux, ceux-ci sont au contraire souvent diminués, parfois abolis ; il n'y a pas de trépidation spinale, les antagonistes ne sont pas toujours pris ; il n'y a pas de tendance à la généralisation, le traumatisme est sans action sur le début ; celui-ci présente une intensité variable. On éprouve une sensation de résistance fibreuse, la bande d'Esmarch comme la narcose chloroformique ne modifient rien : dans quelques cas les réactions électriques sont altérées.

M. Blocq a fait ce qu'il pouvait pour trouver un critérium permettant de distinguer les vraies et les fausses contractures (1). En admettant que les caractères donnés par lui soient exacts, il reste toujours une lacune tenant à l'indétermination de la définition générale. Dans tous les états réunis sous le nom de fausses contractures, est-il admissible qu'il n'existe pas de raideur involontaire et durable des muscles? Est-il admissible que dans les rétractions fibreuses par exemple, ceux-ci aient conservé leur élasticité ou qu'ils l'aient perdue pour un certain temps seulement?

Quoi qu'il en soit, on trouve des altérations appelées par tout le monde contractures dans les affections du système musculaire, des articulations, du système nerveux et jusqu'à ce que la nomenclature de M. Blocq ait été définitivement acceptée, jusqu'à ce que sa définition ait été précisée, on n'a pas le droit de rejeter une partie d'entre elles ou de les reléguer dans un chapitre complémentaire. En 1875, M. Georges Bourgougnon étudiait dans sa thèse inaugurale (2) les contractures portant sur les muscles des épaules, du bras et de la région lombaire qu'on rencontre chez les ouvriers chargeurs; d'après la définition ce seraient des vraies contractures, car il y a de la raideur involontaire et durable des muscles intéressés; d'après les considérations ultérieures, ce seraient de fausses contractures, car elles résultent de ruptures partielles des muscles et de rétractions cicatricielles consécutives.

(1) Paul Blocq, *Des contractures*, thèse de doctorat. Paris. 1888.

(2) Bourgougnon, *Ruptures et contractures des ouvriers chargeurs*, thèse. Paris, 1875.

Nous nous trouvons en présence d'un fait acquis : on en observe à la suite d'affections primitives des muscles, des myosites aiguës et chroniques.

On trouve des contractures lors même que les muscles n'ont pas été touchés ; c'est à elles que sont dues les déformations et les attitudes vicieuses des membres à la suite des affections articulaires. M. Blocq a pris ces accidents pour type des *contractures spasmodiques vraies.*

Les contractures phénomènes d'ordre réflexe. — Signalés, il y a longtemps par Hunter qui les regardait comme une conséquence de sympathies entre les muscles et les jointures, les contractures furent étudiées surtout par Duchenne, de Boulogne, qui les appela *contractures ascendantes réflexes d'origine articulaire.* (1) Les muscles atteints sont le siège de douleurs plus ou moins vives, mises par l'auteur que nous venons de citer sur le compte d'un état morbide de la moelle.

Bell attribuait les attitudes vicieuses à une position instinctivement prise par le malade pour mettre les muscles dans le relâchement et calmer la douleur. Bonnet, rapportait tout au tiraillement exercé sur les ligaments par les liquides morbides des cavités articulaires. Mais on trouve des attitudes vicieuses dans des arthropaties non douloureuses, on en trouve dans les arthrites sèches, lorsqu'il n'y a aucun épanchement dans la synoviale ; elles résultent de contractures musculaires. Celles-ci sont précoces, elles commencent parfois

(1) Duchenne (de Boulogne), *De l'Electrisation localisée.*

en même temps que l'arthrite, ne s'accompagnent d'aucune altération anatomique appréciable des muscles ou de leur voisinage; plus tard surviennent une sorte de sclérose au niveau des insertions tendineuses et de la périarthrite avec induration et épaississement de toutes les parties voisines.

Il n'existe peut-être aucune différence essentielle entre ces contractures et celle qu'on observe dans un certain nombre de maladies du système nerveux.

Contractures d'origine nerveuse. — Le prototype est la *contracture permanente des hémiplégiques.* Les muscles raccourcis souffrent, leurs fibres dégénèrent à la longue, c'est ce qu'ont démontré Herrmann, Ormerod et beaucoup d'autres.

On a d'abord expliqué les contractures d'origine nerveuse par une théorie si commode que beaucoup de médecins l'ont adoptée. La fibre musculaire posséderait, à l'état normal, une activité propre qui la maintiendrait en état de contraction permanente, c'est le *tonus musculaire*, sorte d'excitation entretenue par les centres spinaux. La paralysie d'un muscle s'accompagne d'une augmentation du tonus de son antagoniste ; la position d'un organe dépend de l'équilibre entre tous les muscles qui le soutiennent ou le mettent en mouvement ; avec une pareille hypotèse, les déviations s'expliquent toujours.

« Rien de plus facile à comprendre, dit M. de Saint-Germain, que le torticolis musculaire. Lorsque l'on examine un squelette, on s'aperçoit que la tête est en équilibre instable sur le sommet de la colonne vertébrale, en ce sens que la partie antérieure de la tête, constituée par une portion du crâne et par la face, est plus lourde que par la partie postérieure. Ce fait déjà très net chez l'homme l'est beaucoup plus chez les animaux ; vous connaissez tous la puissance du ligament cervical postérieur chez le cheval. La tête n'est donc tenue en équilibre que par la puissance des muscles qui s'y insèrent et font l'office de haubans, et s'il y a inégalité dans les tractions latérales, l'équilibre est vite rompu ; cette inégalité peut théoriquement se produire, soit parce que l'une des cordes tire trop, soit parce qu'elle ne tire pas assez, mais c'est très rarement que la rupture peut être attribuée à la paralysie d'un des agents de traction. Le plus souvent, une des cordes tire trop, l'une des puissances devient prédominante tandis que son antagoniste reste normale ; en un mot les ruptures d'équilibre résultent ordinairement de la contracture d'un muscle et non pas de la paralysie de son antagoniste (1). »

Il y a beaucoup à dire sur cette ingénieuse théorie : elle est probablement vraie dans certains torticolis inflammatoires, mais en admettant le point de départ physiologique, l'équilibre par antagonisme, ses muscles symétriques, toutes les objections ne sont pas réfutées. Nous avons vu des myosites limitées accompagnées d'irradiations, sans déplacements de la tête, et la chose se comprend : la suractivité d'un muscle appelle une réaction de la part de son congénère, de sorte que l'équilibré se trouve rétabli.

(1) De Saint-Germain, *Chirurgie orthopédique*. Paris, p. 202.

Pour les contractures des hémiplégiques, cette doctrine est difficilement applicable. Pourquoi, quand le membre inférieur est paralysé, certains muscles se contracturent-ils, tandis que les autres restent flasques et s'atrophient?

Théorie de Hueter. — Dans trois mémoires sur ce sujet, Hueter a combattu l'ancienne théorie et en a laissé peu de chose debout (1); ses idées ont été adoptées par Volkmann (2). Voyons par quoi il la remplace. Il y a, dans son *Traité des maladies articulaires*, un schema qu'il nous paraît inutile de reproduire, tant il est simple; ce schema est destiné à montrer la manière dont l'auteur conçoit les mouvements du pied. Pour lui, c'est un levier de premier genre, dont le point d'appui est plus rapproché de l'extrémité postérieure que de l'extrémité antérieure. La première tombera en avant lorsque sa direction sera réglée par l'action seule de la pesanteur, parce que le bras antérieur du levier est le plus long; on aura la difformité appelée en chirurgie *pied bot varus équin.* Si l'extrémité reste horizontale, cela tient à l'intervention des muscles.

Lorsque tous sont paralysés, les orteils s'abaissent; le talon s'élève, les points d'insertion des muscles postérieurs se rapprochent. Or la substance musculaire possède une propriété indiscutée: *toutes les fois que les points d'insertion d'un muscle sont rapprochés pendant un certain temps, sa nutrition souffre et il se contracture.*

« Cette loi, dit l'auteur, est confirmée par nos

(1) *Arch. f. Klin. Chir.*, IV Bd, p. 495-97.
(2) *Samml. Klin. Vorträge*, I, 1879.

données anatomo-pathologiques et par des expériences. Il suffit de porter pendant plusieurs semaines un bandage contentif au voisinage d'une jointure. Si nous avons fixés l'avant-bras fracturé à angle droit sur le bras, de telle sorte que l'articulation du coude, absolument saine, soit immobilisée, nous trouverons, après l'enlèvement de l'appareil, que les mouvements dans le sens de l'extension sont très limités. Pour se convaincre qu'il s'agit bien d'une altération nutritive il n'y a qu'à endormir le malade avec le chloroforme et nous verrons qu'on ne peut sans violence arriver au maximum d'extension. »

« Comme il y a fort peu de cas, ajouta-t-il plus loin, de paraysie absolue et totale, qui rendent impossible la contraction des muscles, on a cherché une force active capable de les raccourcir; à défaut de mieux, on a eu recours au tonus musculaire. Existe-t-il? autrement dit, un muscle peut-il se raccourcir spontanément après la suppression complète de l'innervation? c'est une question physiologique que nous ne saurions discuter. Elle a peu d'importance pour l'explication des contractures paralytiques. Aucun de ceux qui croient à l'existence du tonus musculaire n'admettra qu'un agent si peu énergique puisse supporter, pendant des mois et des années, le poids d'un membre. »

Les objections de Hueter me paraissent plus décisives que sa théorie elle-même. Elle repose sur un fait unique qui n'est vrai que pour le membre inférieur. On serait souvent embarrassé pour expliquer comment les extrémités d'un muscle peuvent se rapprocher. Pour Hueter, il n'existe aucune différence entre la contracture et l'atrophie; dès l'instant où la nutrition souffre, tout le reste n'est plus qu'une question de degré. Il est assez difficile d'expliquer avec cette doctrine une bonne partie des contractures d'origine articulaire, qui pourtant ressemblent bien à celles que produisent les affections du système nerveux.

Hueter les considérait comme réflexes; c'est ce qu'il entendait en parlant des sympathies des articulations et des muscles. « MM. Charcot, Vulpian, Erb, dit M. Wallich dans son excellente revue sur ce sujet, ont placé dans la catégorie des phénomènes réflexes, ces troubles musculaires qui ne seraient que l'expression d'un état médullaire né lui-même de la transmission par voies nerveuses des phénomènes irritatifs articulaires. On se trouve ainsi conduit à admettre qu'il existe dans la moelle une certaine relation entre les cellules d'origine des nerfs centripètes articulaires et les cellules d'origines des nerfs moteurs des muscles sur lesquels se localisent les divers troubles observés (1). »

La même réserve a été formulée par presque tous ceux qui se sont occupés de la question. Il peut exister une lésion médullaire perceptible, mais il est probable que dans beaucoup de cas, les troubles ne vont pas jusque là; il est probable que tout se borne comme on l'a dit à une sorte de superexcitation cellulaire d'où résulte la contracture; comme toutes les irritations de même ordre, celle-ci finit par épuiser l'élément et faire place à la

(1) Wallich, *Gazette des hôpitaux*, 1888, p. 831.

stupeur, de telle sorte que la paralysie et l'atrophie seraient consécutives à la contracture initiale lorsqu'elle se prolonge. Cette théorie est-elle définitive? convient-elle à tous ces cas? nous n'oserions l'affirmer. Il est difficile d'expliquer la contracture permanente des hémiplégiques par une irritation primitive de certains groupes de cellules médullaires. Peu importe d'ailleurs, il est admissible que la doctrine de Duchenne, de Boulogne, s'applique à un certain nombre de cas, et celle de Hueter à d'autres. Que l'on rapporte la première phase du processus à l'irritation des cellules médullaires, on pourra expliquer la suivante par le trouble nutritif que subit ce muscle dont les extrémités sont rapprochées; la pathogénie de la contrature et de l'atrophie est ainsi élucidée :

L'atrophie est une conséquence, non une cause de la contracture. — Il se fait parfois dans les conditions où se produit la contracture des véritables paralysies. C'est alors que la doctrine de Hueter trouve application. La paralysie comme la contracture peut aboutir à l'atropie; mais celle-ci se développe souvent d'emblée dans les arthropaties articulaires. En faisant des injections de liquide dans les synoviales, M. Vallat a réussi à la provoquer sans difficulté (1); c'est d'habitude dans les muscles péri ou para-articulaires qu'on l'observe : elle porte de préférence sur ceux qui servent à l'extension. L'atrophie du deltoïde n'est pas rare à la

(1) Vallat, *De l'atrophie musculaire consécutive aux maladies des articulations*, Paris, 1877.

suite des affections de l'articulation scapulo-humérale; lorsque la hanche est prise ce sont les muscles fessiers qui souffrent le plus souvent; après les maladies du genou on voit fréquemment l'atrophie du triceps fémoral. Comme l'a fait remarquer justement Vulpian, c'est au-dessus des jointures que l'accident se produit. Il est difficile dans bien des cas de parler dans l'étiologie de repos prolongé, de rattacher les phénomènes observés à des atrophies par manque d'usage. Les doctrines proposées à propos des contractures trouvent leur application dans ces cas comme on pourra le voir dans presque tous les exemples qui vont suivre.

Un fait ressort de ce que nous avons dit : toujours, quel que soit le phénomène prédominant, la nutrition du muscle est intéressée. Peu importe le mécanisme; que l'état général entre pour une part sérieuse dans les accidents; que l'atrophie et la contracture se soient produites par voie directe ou par voie réflexe, nous pouvons intervenir avec avantage et grâce à une médication locale conduite avec persévérance, améliorer la nutrition du muscle; c'est ce que nous tenions à établir.

Action du massage. — Avant de m'appliquer exclusivement au massage, j'ai fait l'électrothérapie seule dans les atrophies musculaires; je n'ai pas eu à m'en louer, c'est parfois un utile adjuvant, mais j'attribue toujours la plus grande part du succès au massage, avec lui seul j'ai guéri très vite des cas dans lesquels l'électricité ne m'avait presque rien donné. On aurait tort cependant de compter qu'il en sera toujours ainsi, dans les atrophies de vieille date, surtout dans celles qui sont consécutives aux tumeurs blanches. Chez les vieillards, la patience est indispensable. Il ne faut pas craindre les manipulations un peu énergiques, frottements, malaxations, tapotements ; les mouvements passifs sont nécessaires. Une des meilleures manœuvres consiste à faire exécuter au malade des mouvements actifs auxquels on résiste. Lorsque l'atrophie est arrivée à un certain degré, ces mouvements sont si faibles qu'ils n'ont aucun avantage : il faut masser d'abord pour augmenter un peu la nutrition et la vitalité des muscles. On fera bien de masser aussi les nerfs et de combiner aux autres manipulations les pressions digitales dont nous avons parlé ailleurs, en s'orientant d'après le trajet et la position du nerf. Pour apprécier les résultats du traitement, on fera des mensurations répétées, mais exactement au même niveau, et on aura soin de ne pas serrer le mètre plus fort d'un côté que de l'autre.

Les résultats sont beaucoup moins favorables dans les contractures et les atrophies tenant à une affection des centres nerveux, que dans celles qui sont consécutives à une altération périphérique des articulations, des os ou des muscles.

§ 3. — AFFECTIONS DES GAINES TENDINEUSES

Ténosynovites proprement dites avec ou sans grains riziformes. — Les synoviales péritendineuses ressemblent, par leur structure et leurs fonctions, aux synoviales articulaires; leurs affections sont à peu près les mêmes.

La *synovite à grains riziformes* seule a paru longtemps faire exception ; c'est à peu près la seule dans laquelle le massage ne donne rien.

J'ai obtenu parfois des améliorations quand j'ai commencé de très bonne heure ; elles ont été temporaires et il a toujours fallu recourir en dernier ressort à une intervention chirurgicale. Si les recherches de Carré sont confirmées cette persistance de la maladie s'expliquerait, car elle serait de nature tuberculeuse (1).

Ganglions. — Au voisinage des articulations carpiennes et carpo-métacarpiennes on trouve souvent de petites tumeurs bien limitées appelées *ganglions* ; elles contiennent une substance liquide gélatiniforme. Ces kystes sont des diverticules de la synoviale carpienne ou des synoviales tendineuses des extenseurs. Lorsque la maladie est récente et que la paroi kystique ne présente point une épaisseur exagérée, on peut les guérir définitivement par le massage. Trop souvent on a eu recours d'abord à divers traitements dont le résultat le plus net a été une augmentation de volume de la paroi. L'écrasement du sac avec le poing ou un marteau, sa discission ont pour conséquence l'épanchement du contenu dans le tissu cellulaire ambiant où il se résorbe ; la solution de continuité se cicatrise, le ganglion se referme et il continue à secréter comme auparavant. Le massage fait après la discission ou l'écrasement conduit presque sûrement à la guérison.

Parfois la maladie est plus rebelle ; on guérit,

(1) *Beitr. f. klin. Chir.* Bd. VIII, H. 2.

mais on ne prévient pas les récidives. De tels faits se présentent, lorsqu'il existe une prédisposition héréditaire manifeste.

Les ténosynovites isolées ou combinées à des affections articulaires sont pénibles et fatigantes. Quand elles ont une origine traumatique, on les guérit assez rapidement; un traitement de huit à quatorze jours suffit; si le cas est plus ancien, il faut parfois des semaines.

Les *maladies de la bourse séreuse du tendon d'Achile* ont été mal étudiées jusqu'à ce jour. On sait que cette bourse est souvent prise dans la blennorrhagie mais on ne s'occupe pas des autres affections qui peuvent l'intéresser.

D'après sa situation anatomique elle nous paraît présenter une importance plus sérieuse que celle que lui réservent les ouvrages classiques.

« A l'insertion du tendon d'Achille, à la partie postérieure du calcanéum, dit Richet, il existe entre lui et la partie supérieure de l'os une petite bourse séreuse. La partie la plus étroite, la plus ramassée du tendon, répond précisément au sommet de la courbe qu'il décrit, c'est-à-dire à 3 ou 4 cent. au-dessus du bord supérieur du calcanéum : c'est là qu'il se rompt et c'est là aussi qu'il faut en faire la section, à moins de contre-indications spéciales. Il est entouré en avant et sur les côtés par un tissu cellulo-graisseux très abondant; en arrière, il est recouvert seulement par les téguments qui glissent aisément sous lui d'où la possibilité d'insinuer facilement le ténotome entre lui et la peau. Au-dessous de cette couche cellulo-graisseuse, qui n'a pas moins d'un centimètre d'épaisseur, on rencontre la face postérieure du tibia, la synoviale et l'interligne articulaire (1). »

Si la bourse indiquée est insignifiante par son volume, elle est en rapport avec une atmosphère cellulo-graisseuse très susceptible d'inflammation. Il existe une synovite de la bourse séreuse du tendon d'Achille, restant rarement localisée, souvent méconnue et plus souvent mal traitée. Généralement, elle débute sans cause connue, à l'improviste ; les malades n'éprouvent pas des douleurs, mais une sensation de gène et de fatigue ayant son maximum au niveau de l'insertion du tendon. Le tissu cellulo-graisseux du voisinage devient le siège d'une infiltration plus ou moins dure. Les bords du tendon, si marqués chez les personnes peu chargées d'embonpoint, s'émoussent et deviennent invisibles ; il n'y a qu'un moyen de remédier sûrement et rapidement à tout cela, le massage.

Affections des bourses muqueuses sous-cutanées. — Dans l'inflammation des bourses muqueuses situées dans différentes régions du corps, le massage m'a toujours donné de bons résultats. J'ai eu souvent à traiter celles de la fosse poplitée, de la patte d'oie, du voisinage de la tête du péroné. Elles sont prises quelquefois isolément, mais elles le sont le plus souvent lorsqu'il existe des épanchements dans les articulations fémoro-tibiale ou péronéo-tibiale supérieure ; je ne partage point le pessimisme de quelques confrères prétendant qu'on n'aboutit à rien par le massage.

(1) Richet, *Traité d'anatomie chirurgicale.*

CHAPITRE VII

MASSAGE DANS LES AFFECTIONS DU SYSTÈME NERVEUX

Au commencement du siècle le massage avait été employé comme anesthésique ; il y a trente ans que Meding s'en est servi pour la première fois dans la crampe des écrivains. Les tentatives antérieures ont été si isolées, si oubliées que le massage n'est même pas compté parmi les adjuvants des médications ordinaires du système nerveux.

Nous passerons successivement en revue les affections générales du système nerveux, puis celles des centres, enfin celles des nerfs périphériques.

§ 1er — MASSAGE DANS LES NÉVROSES

Hystérie. — Le traitement de cette névrose ou plutôt d'une partie de ses symptômes par le massage a été tenté plus d'une fois ; il est difficile de dire quels résultats ont été obtenus. Lorsqu'on parle des médications de cette nature, il n'y a pas de milieu entre l'enthousiasme et la défiance qui ne voit dans les faits publiés que des réclames. Il paraît cependant que les manipulations thérapeutiques ont eu assez d'avantages dans les manifestations douloureuses de l'hystérie pour que des médecins et des chirurgiens très sérieux en aient tenu compte. Brodie a été le premier à s'occuper du massage dans les névroses.

Il y a quelques années seulement que le traitement de l'hystérie par le massage a été repris en Amérique, il a eu pour défenseur un savant dont le nom fait autorité dans tout ce qui touche à la physiologie et à la pathologie du système nerveux, M. Weir Mitchell.

Méthode de Weir Mitchell. — Il n'y a de commun que le nom entre ses procédés et celui de Récamier. M. Mitchell ne s'adresse point aux mêmes organes ; il ne vise pas le même but ; la contracture musculaire, si elle existe, n'est ni une indication ni une contre-indication ; c'est à la névrose elle-même qu'il s'attaque, persuadé que s'il peut la guérir, toutes les calamités accessoires disparaîtront. Le premier travail dans lequel M. Mitchell a parlé de son traitement de l'hystérie est intitulé : *La graisse et le sang*, titre capable de nous renseigner *a priori* sur la doctrine de l'auteur. C'est à l'économie entière, aux échanges organiques qu'il s'en prend. Il voit chez l'hystérique une personne dont tous les tissus souffrent, dont le système nerveux est incapable de remplir son rôle parce qu'il est épuisé et comme dérouté au milieu d'un organisme épuisé lui-même. Pour rétablir les choses dans l'état normal, il faut absolument soustraire les malades aux impressions extérieures capables d'agir défavorablement sur leur état et par conséquent les isoler ; les alimenter de telle sorte qu'ils reprennent l'embonpoint perdu, puis favoriser la digestion et l'assimilation de cet excès de substances ingérées et c'est alors que le massage entre en jeu.

On est en présence d'une valétudinaire émaciée

à laquelle le moindre mouvement cause d'indicibles douleurs. On veut la mettre dans un état de santé florissant et pour cela on suppose hardiment le problème résolu ; dès le premier jour on a soin de faire activer par un masseur ou une garde la circulation que le séjour au lit entrave.

Le massage est un facteur d'un procédé plus général, un adjuvant d'autres moyens qui lui sont égaux et peut-être supérieurs; son étude rentre dans la thérapeutique générale des maladies du système nerveux ; elle n'a rien à voir avec le massage objectif, topique, à indications précises que nous pratiquons ; nous signalons simplement l'hystérie parmi les maladies dans lesquelles les manipulations thérapeutiques peuvent rendre des services, nous ne saurions aller plus loin ; c'est au névrologiste d'envisager le problème comme il doit l'être et à nous renseigner sur leur véritable valeur.

CHORÉE. — L'application du massage au traitement de la chorée est antérieure aux publications de l'École d'Amsterdam.

Combinaison du massage à la gymnastique. — Dès 1853, M. Laisné avait institué contre cette affection un traitement purement physique, dont la gymnastique musculaire constituait la partie principale, le massage l'accessoire (1). M. Blache, dans le service duquel les tentatives avaient été entreprises, fut si satisfait du résultat qu'il adressait, le 10 avril 1851, à l'Académie de médecine, un mémoire destiné à faire connaître la méthode

(1) Laisné, *Gymnastique des demoiselles*. Paris, 1854.

et à montrer le parti qu'on pouvait en tirer (1). Trois ans plus tard, M. Parrot publiait sept observations de guérison de chorées rebelles, datant de plusieurs années, par la gymnastique et le massage (2). D'autres cas ont été rapportés (3).

Nous nous limiterons aux manœuvres qui constituent le massage. Son emploi était rationnel, les succès l'ont prouvé ; malheureusement il s'agit d'une névrose si complexe, qu'il est difficile de savoir au juste quel élément domine.

§ 2. MASSAGE DANS LES MALADIES DU CERVEAU ET DE LA MOELLE ÉPINIÈRE

Il y a longtemps qu'on a pensé à utiliser les manipulations thérapeutiques pour combattre les conséquences des hémorragies ou des ramollissements cérébraux. Ling massait le crâne ; je ne sais pas ce qu'il a obtenu ; je ne sais même pas ce qu'il espérait obtenir. Gerst dit avoir constaté de bons résultats dans la commotion cérébrale, mais comme il existait en même temps une contusion des parties molles, l'amélioration tint probablement à ce que l'on obtint les effets qu'on a dans la plupart des contusions : la résorption de l'épanchement sanguin superficiel et la guérison des accidents qu'il produit.

La plupart des auteurs n'ont nullement essayé

(1) Blache, *du Traitement de la chorée par la gymnastique* (*Mémoires de l'Académie de médecine*). Paris, 18[illegible] t. XIX.

(2) *Gaz. des hôpitaux*, 1 janvier 1858.

(3) *Gaz. hebdomadaire*, 25 novembre 1864.

de modifier les lésions intra-crâniennes ou d'agir sur la circulation des méninges. Les affections cérébrales ont pour conséquence des paralysies plus ou moins complètes et plus ou moins étendues; en admettant que la suppléance s'établisse, que la perte de substance cérébrale consécutive à la formation d'un foyer d'hémorragie ou de ramollissement puisse retentir aussi peu que possible sur les mouvements; il n'est pas démontré que ceux-ci reprendront l'étendue et l'énergie qu'ils devraient avoir. Pendant la période de paralysie presque complète qui suit l'insultus initial, les muscles subissent la dégénérescence graisseuse et l'atrophie, de telle sorte que si plus tard leur innervation devient relativement bonne, ils ne rendront plus les services qu'ils auraient pu rendre si leur nutrition eût été intacte; je ne crois pas qu'une médication physique et topique comme le massage puisse aider à la réparation des éléments nerveux lésés, mais l'expérience prouve qu'il est très utile par rapport aux muscles. Branting et Georgii s'en sont servis avec avantage ; dès 1860, Barnier recommandait le massage dans les paralysies et les atrophies musculaires (1). Il n'espérait pas sans doute hâter la résorption d'un foyer d'hémorragie cérébrale, mais rendre les muscles aussi capables que possible de répondre aux incitations arrivant jusqu'à eux, autrement dit de se contracter le mieux possible. Le procédé ne peut nuire en aucun cas.

(1) Barnier, Thèse de concours pour l'agrégation. Paris, 1860.

Dans plusieurs cas nous avons obtenu une amélioration sensible.

Il faut garder une grande réserve à propos de l'action du massage dans les affections de toute nature de la moelle épinière. A première vue il paraît indiqué dans la paralysie infantile ; peut-être si on l'appliquait quelques semaines, un mois ou deux au plus après le début des accidents, obtiendrait-on quelque chose. On n'en a presque jamais l'occasion. J'ai publié dans mon *Traité du Massage* l'observation d'un enfant pour lequel l'application du massage a donné de bons résultats.

Lorsque nous voyons les malades, la phase initiale est passée depuis longtemps ; on nous demande de remédier à l'atrophie, à la claudication et aux accidents de même ordre. Il me paraît inutile d'entreprendre un traitement, il n'aboutirait à rien. On a noté des améliorations après le massage, après l'électrisation ; on en a noté en dehors de tout traitement. Quand le malade va mieux on est en droit de se demander si cela tient aux procédés employés ou à la force médicatrice de la nature ; je n'ai pas les éléments nécessaires pour résoudre la question.

Je pourrais répéter pour l'ataxie locomotrice ce que j'ai dit pour la paralysie spinale de l'enfance : le massage ne peut pas enrayer le processus morbide, mais il atténue et parfois fait disparaître certains phénomènes très pénibles.

Dans ces dernières années, le massage a été appliqué beaucoup plus souvent qu'il ne l'avait été auparavant dans les affections médullaires, M. Kleen déclare qu'il a eu des résultats plus ou moins avantageux à la suite des commotions, des hémorrhagies, de myélites choniques, même de celles qui sont dues à la compression. On a massé dans la sclérose en plaques, la paralysie spinale spasmodique, la sclérose latérale amyotrophique, l'atrophie musculaire progressive, la paliomyélite antérieure aiguë, les paralysies consécutives aux maladies aiguës, aux intoxications, etc. Les résultats ont été plutôt bons que mauvais ; il est cependant difficile de rien affirmer encore.

§ 3. — MASSAGE DANS LES AFFECTIONS DU SYSTÈME NERVEUX PÉRIPHÉRIQUE

PARALYSIE. — Si le massage ne donne rien ou donne peu de chose dans les paralysies d'origine centrale, les *paralysies périphériques spontanées* dont le froid est la cause la plus fréquente sont presque toujours améliorées ou guéries par ce moyen. « Nous en connaissons un cas, disent Berghman et Helleday : une paralysie de tous les muscles de l'avant-bras et de la main était survenue pendant le sommeil, elle durait depuis trois semaines quand nous vîmes le malade pour la première fois. Pendant cinq jours on l'avait traité par l'électricité sans résultat, la contractilité semblait perdue. La paralysie était même accompagnée d'anesthésie. Au bout d'une semaine de traitement par le massage, les doigts avaient déjà quelques mouvements ; trois semaines plus tard, il ne restait plus qu'un peu de difficulté dans le fonctionnement des muscles et une diminution de la sensibilité. »

Dans des cas analogues, M. Chassagne a proposé, dès 1863, une sorte de massage qu'il appelait massage par percussion. Il ramenait très vite la température de 33° à 34°, 5. « Le massage proprement dit fait avec force et en même temps avec délicatesse et précaution pendant une heure, dit M. Chapoy à propos de la paralysie radiale, n'est pas à négliger. Il favorise l'action de l'électricité qui sans lui est parfois nulle (1). »

La paralysie périphérique de la septième paire comporte un traitement identique. Dans plusieurs cas, nous avons vu le massage conduire vite à la guérison.

Passons maintenant des troubles moteurs aux troubles sensitifs périphériques. Ces troubles sensitifs sont réunis sous le nom générique de *névralgies* : or parmi les névralgies il y a sûrement des accidents déterminés de deux ordres : 1° des phénomènes douloureux consécutifs à la compression et à l'irritation des filets nerveux par des indurations inflammatoires chroniques du tissu cellulaire ou des muscles de voisinage. Nous avons vu ces cas à propos des myosites chroniques, nous n'en parlerons plus qu'incidemment ; 2° des névrites. Il y a certainement d'autres névralgies encore : névralgies réflexes, névralgies de cause générale consécutives à des intoxications. Nous nous limiterons, autant que possible, aux deux premières variétés.

NÉVRITES. — Une *névrite* peut produire des acci-

(1) Chapoy, *de la Paralysie du nerf radial*, thèse de doctorat. Paris, 1876.

dents douloureux à paroxysmes, comme on l'observe souvent dans la prosopalgie. Les névralgies intercostales, les sciatiques résultent souvent d'une phlegmasie rhumatismale des nerfs intéressés.

NÉVRALGIES. — Depuis quelques années je traite les névralgies intercostales par le massage en exerçant des pressions sur le nerf malade. Je commence toujours la séance par l'effleurage comme on le fait d'habitude dans d'autres régions ; j'ai eu des succès. Chez un malade qui souffrait depuis deux ans d'une névralgie occupant les 4e, 5e, 6e et 7e espaces intercostaux du côté gauche, on employa en vain tous les médicaments internes usités en pareil cas ; l'électricité ne réussit pas mieux. Guérison complète au bout de sept semaines. Pendant quatorze mois, pas de récidive. Dans quelques cas je n'ai obtenu que des améliorations. Il ne faut pas oublier que le massage pratiqué dans les névralgies intercostales produit une sensation exceptionnellement pénible et que ce traitement est difficilement applicable chez les personnes pusillanimes et très nerveuses.

Au mois de janvier 1889, j'ai eu à traiter un malade atteint d'une violente névralgie intercostale des deux côtés ; tous les nerfs étaient intéressés. La douleur était particulièrement vive sur le trajet de ceux qui correspondaient aux dernières côtes. Electricité, traitement thermal à Aix-les-Bains sans résultat. On se décide à recourir au massage ; il est très douloureux au début, mais a des effets surprenants ; à tel point qu'après sept à huit séances, le malade déclarant qu'il ne souffre plus cesse le traitement. Vers le fin du mois de mai, il se produit une nouvelle névralgie siégeant à 8 cent. environ en dehors de la ligne maxillaire. Guérison après quinze jours de traitement.

Dans un cas analogue dont la relation a été publiée il y a quelques années, M. Henschen avait eu également un succès.

Sciatique. — En 1872, M. Faye, exposant la méthode de Mezger à la Société de médecine de Christiania, mentionnait les *sciatiques* parmi les affections du système nerveux susceptibles d'être guéries par le massage, et rapportait l'observation d'un étudiant en médecine norvégien traité avec succès.

Depuis lors, M. Faye a eu plusieurs fois l'occasion de recourir au même moyen. Parmi les cas qu'il a observés, un était relatif à une jeune femme de 25 ans arrivée au troisième mois d'une grossesse ; après l'insuccès de différentes médications dix-huit séances de massage la guérirent, sans que son état fût influencé par le traitement.

Le docteur Winge fit dans la même séance des observations analogues sur le traitement des *névralgies* : à cette époque il ne connaissait, comme son compatriote, que ce qu'il avait vu chez Mezger.

Une communication ultérieure de Faye fut suivie d'une autre de Winge relative à un cas rappelant le sien : une femme de 49 ans avait supporté vingt ans auparavant une constriction très énergique des membres inférieurs avec une bande de toile; elle avait toujours conservé de la faiblesse des jambes; il y a huit ans, elle fut prise d'une sciatique double très douloureuse. Vinrent ensuite des contractions musculaires, de telle sorte que les mouvements des jambes étaient entravés et que la malade ne pouvait plus monter les escaliers sans douleurs; la nuit elle souffrait beaucoup. Winge massa d'abord le sciatique gauche, quelques jours après le droit; les douleurs diminuèrent. Au bout de huit jours, la malade pouvait monter sans difficulté l'escalier; après deux mois et demi de traitement elle était guérie.

J'ai déjà parlé des sciatiques consécutives à la propagation aux nerfs de myosites de voisinage ou résultant de la compression des troncs nerveux par un noyau d'inflammation chronique (fausses sciatiques). Ces affections sont presque toujours sous l'influence d'une même cause générale, le rhumatisme : le massage réussit, mais comme ses effets sont purement locaux, on ne peut espérer prévenir les récidives que par un traitement général; ce sont les médications thermales qui font le mieux (1).

Massage. — Dans aucune affection, sauf l'entorse, le massage ne donne des résultats aussi brillants que dans la sciatique. Il est indispensable toutefois de commencer à une époque rapprochée du début, dès le lendemain du premier accès, le jour même si c'est possible. Avec deux séances quotidiennes ont guéri le malade en huit ou dix jours. Le traitement est alors plus douloureux qu'il ne le serait plus tard. En commençant très douce-

(1) Voy. De la Harpe, *Formulaire des eaux minérales, de la balnéothérapie et de l'hydrothérapie*. Paris, 1894.

ment et en augmentant petit à petit la pression, on finit par rendre la douleur supportable.

Il est malheureusement rare qu'on soit appelé pour une sciatique récente ; les plus courageux attendent ; l'accès fini, ils espèrent qu'il n'en reviendra plus. Cette expectation n'aboutit à rien de bon ; lorsque les accès deviennent moins violents, ils augmentent de fréquence; à l'élément paroxystique et intermittent s'ajoute un élément continu : les malades souffrent tantôt plus, tantôt moins, mais ils souffrent toujours. A partir de ce moment, les médications les plus disparates sont essayées ; vésicatoires camphrés ou morphinés, pointes de feu, douches locales, injections de morphine, opium, sulfate de quinine, bromure de potassium à haute dose. Ni les révulsifs, ni les anesthésiques locaux, ni les dérivatifs ne guérissent; on diminue les douleurs, on obtient un repos relatif; mais au moindre exercice prolongé, au moindre refroidissement, le malade recommence à souffrir.

En France, le public connaît si peu le massage, que souvent on n'y songe que tard dans la sciatique, après que les autres médications ont été infructueuses. Les conditions sont alors infiniment moins favorables qu'au début ; même dans les cas invétérés on peut encore promettre la guérison, sans crainte d'être démenti par les événements, mais il faut une conviction absolue et une patience inépuisable de la part du médecin comme de la part du malade. Souvent le découragement intervient et l'on n'obtient qu'une amélioration passagère quand on arrive à quelque chose. Je ne fais jamais plus de six semaines le massage dans les sciatiques, si je n'obtiens rien ; j'ai eu peu d'insuccès complets et je soupçonne fort que, dans la plupart d'entre eux, il s'agissait de névralgies symptomatiques. Dans des sciatiques invétérées, j'ai massé trois semaines, un mois sans résultat ; je désespérais et je me préparais à annoncer un échec au malade, lorsque du jour au lendemain, tout changeait ; l'amélioration devenait sensible ; je continuais, et je guérissais la sciatique. Les mouvements passifs sont indiqués ; dans les cas invétérés accompagnés d'une atrophie musculaire plus ou moins prononcée, on ajoute les mouvements actifs ; le malade en fait, on y résiste. Même à la période d'acuité, les mouvements actifs sont utiles ; les poroxysmes finis, je fais marcher le malade quelques minutes dans la chambre en s'appuyant sur une canne ; aussitôt qu'il le pourra, il fera de petites promenades.

Tant qu'il existe un foyer de myosite chronique, si limité qu'il soit, on n'est sûr de rien. A la jambe les filets sont petits, difficiles à masser, situés profondément. On est obligé d'enfoncer le pouce entre les muscles volumineux et fermes formant la saillie du mollet. Dans les régions de la fesse et de la cuisse, le sciatique, relativement superficiel, est au contraire facile à atteindre.

Je combine toujours le *tapotement* sur le trajet du nerf aux *frictions* ; j'ai eu recours autrefois à une manœuvre destinée à produire la distension du nerf ; comme elle ne m'a rien donné je l'ai abandonnée. L'électricité a quelquefois de bons résultats dans les cas aigus ou subaigus ; j'ai essayé de combiner l'électrothérapie au massage ; cette combinaison ne m'a pas avancé, je l'ai abandonnée ; aujourd'hui, j'emploie le massage seul.

En admettant qu'il existe bien une sciatique montrée par une violente douleur à la pression sur le trajet du nerf et que son traitement soit la principale affaire du médecin, il ne perdra jamais de vue les accidents concomittants qui ont produit peut-être la maladie et qui contribuent à l'entretenir. Si l'on ne veut pas s'exposer à n'obtenir que des demi succès ou à ne rien obtenir du tout, on ne devra jamais négliger ces indications secondaires.

§ 4. — MASSAGE DANS LES MALADIES DES APPAREILS DE SENSIBILITÉ SPÉCIALE

MALADIES DES YEUX. — Ce fut Donders qui proposa le premier au Congrès ophthalmologique de Londres, en 1873, de traiter différentes maladies des yeux par le massage. Deux ans plus tard, M. Heiberg rappelait dans un mémoire lu à la Société de médecine de Christiania, la communication restée inédite du savant ophthalmologiste hollandais. Heiberg croyait qu'on pourrait obtenir de bons résultats de manipulations thérapeutiques sagement conduites dans certaines irrégularités de la cornée. Vint ensuite Pagenstecher. Celui-ci se constituant l'avocat de la méthode traça des règles précises et bien conçues pour l'appliquer et tâcha d'en poser les indications (1).

(1) Pagenstecher, *Archives, für. Augenheilkunde*, Bd x. p. 225.

En France ce massage fut adopté dès 1880 par M. Panas, et son élève M. Damalix rappela dans un travail publié peu de temps après les bons effets qu'il en avait obtenus (1).

D'autres spécialistes honorablement connus dans la science ont publié des observations et des réflexions plus ou moins intéressantes sur la matière. Citons parmi eux Gradenigo, Chodine (2), Klein (3), Just de Zittau (4), Pedraglia (5), Vicherkiewicz (6), Schnabel (7), etc.

On a employé le massage dans les *conjonctivites catarrhales, phlycténulaires, granuleuses*; dans les kératites interstitielles; dans l'iritis et l'épisclérite, dans le glaucome : il y a eu des insuccès et des améliorations, rarement des guérisons radicales.

Si j'en crois mes impressions personnelles, il me semble que la méthode a bien rarement exercé par elle-même une action curative; en revanche elle paraît venir en aide à d'autres médications et à ce titre mérite d'être conservée. N'ayant pas d'expérience à cet égard, je ne saurais essayer de trancher la question; cette tâche incombe aux oculistes.

M. Abadie, qui connaissait les premières tenta-

(1) Damalix, *Archives d'ophtalmalogie*, t. I.

(2) Chodine, *Centralbl. für Augenheilkunde*, 1880, p. 279.

(3) Klein, *Wien. med. Presse* 1882, 4. *Centralbl. für Augenheilkunde*, 1880, p. 173.

(4) Just, de Zittau, même journal, 1880, p. 3.

(5) Pedraglia, même journal, 1880, 3.

(6) Vicherkiewicz *Wien. med. Blätter*, 1882, p. 676.

(7) *Deutsche med. Wochenschrift*, 1889, 23.

tives faites pour traiter la crampe des écrivains par le massage, en a tiré parti dans le *blépharospasme*. Une observation publiée par lui en 1882 relate un succès; il n'y a aucun inconvénient à suivre son exemple. L'indication est formelle; il est probable que la méthode appliquée à temps et avec une persévérance suffisante donnerait des résultats comparables à ceux qu'elle donne dans bon nombre d'autres affections spasmodiques.

MALADIE DES OREILLES. — Les auristes ont suivi l'exemple des oculistes et employé différentes manipulations dans les maladies de l'oreille externe, de la trompe d'Eustache et de l'oreille moyenne; nous mentionnons ces tentatives pour mémoire.

CHAPITRE VIII

MASSAGE DANS LES MALADIES DE L'APPAREIL CIRCULATOIRE

On a employé le massage dans les *maladies du cœur* pour faciliter la circulation en retour et diminuer l'œdème ; on l'a employé dans les *angiomes*, les *varices* ; les résultats sans être brillants valent la peine d'être mentionnés.

MALADIES DU CŒUR. — Dans une thèse soutenue, en 1869, et rédigée sous l'inspiration de M. Constantin Paul, M. Perrussel a rapporté deux observations d'applications du massage.

L'une avait pour sujet un vieillard de 72 ans atteint d'une affection mitrale qui avait amené l'hypertrophie. Au moment où fut commencé le massage, le malade, présentant une anasarque généralisée, était en état d'asystolie; la mort semblait imminente, une pneumonie se déclara, et il succomba peu de jours après. Si la médication avait produit un effet, ce n'était pas à coup sûr un effet salutaire. Le second malade âgé de 24 ans, présentait une insuffisance aortique accompagnée d'une dyspnée extrême. Le cœur était hypertrophié ; palpitations violentes; œdème des membres supérieurs; insomnie. L'application du massage fut suivie d'amélioration.

AFFECTIONS DU SYSTÈME VEINEUX. — Le massage

a été recommandé par Ardouin, Dally, Lepage, etc.

Je l'ai appliqué pour des varices volumineuses, superficielles et profondes des deux membres inférieurs, je n'ai eu qu'à m'en louer.

Starke et Bruberger l'ont employé contre les varices et les cicatrices laissées par des ulcères variqueux.

Dans ces derniers temps les ulcères variqueux ont été aussi avantageusement traités avec du massage. Plusieurs l'ont préconisé, mais c'est surtout Gunther qui a nettement établi la manière opératoire en 1891 dans son article important sous le titre : *Traitement rationnel de l'ulcère variqueux*.

On a conseillé de recourir au massage dans les *phlébites*. Je ne suis pas de cet avis. Qu'on procède aussi doucement qu'on voudra, on s'expose, à fragmenter et à mobiliser des caillots, à semer de la graine d'embolies. Le résultat obtenu, si satisfaisant qu'il soit, ne saurait être mis en balance avec le péril auquel on s'expose.

Angiomes. — Il y a plus de trente ans, Velpeau avait remarqué que les ecchymoses ou les bosses sanguines disparaissent très vite par le massage.

C'est le principe de la division de l'épanchement, de l'accélération de l'absorption locale appliqué avant qu'il fût formulé. Mezger s'en est servi *a posteriori*; il a pensé que ce qui réussissait pour les ecchymoses, pourrait être utile dans les angiomes ; il essaye de déchirer les vaisseaux sous-cutanés. Nous avons vu à propos des synovites fougueuses le broiement destiné à favoriser la régression graisseuse et par suite la résorption des granulations inflammatoires. Plus récemment, un médecin danois, M. Meyer, a mis la méthode en pratique pour guérir des hématomes spontanés ou traumatiques du pavillon de l'oreille; il en a eu raison lors même que des opérations chirurgicales beaucoup plus énergiques n'avaient pas donné de résultats.

CHAPITRE IX

MASSAGE DANS LES MALADIES DU TUBE DIGESTIF ET DE SES ANNEXES

Les phénomènes mécaniques de la digestion ont une importance assez sérieuse pour qu'il soit permis de supposer qu'un agent physique tel que le massage, capable d'augmenter l'énergie des contractions musculaires, a dû plus d'une fois rendre des services dans les troubles gastro-intestinaux.

C'est, en effet, comme excitant des mouvements péristaltiques qu'on l'a employé d'abord. Percy et Laurent, Georgii, Récamier, l'avaient recommandé dans ce but.

Ces idées ont été adoptées il y a déjà longtemps en France, dans les pays scandinaves, en Allemagne, en Russie. On emploie le massage de l'abdomen dans les affections du tube digestif et de ses annexes; Piorry conseillait les deux manœuvres adoptées encore aujourd'hui pour l'abdomen, l'*effleurage* et le *pétrissage*. Le massage est en théorie d'une extrême simplicité; en pratique il exige des précautions rendant souvent son application délicate.

Certains de mes confrères l'ont compliqué en y ajoutant des mouvements variés et bizarres. J'ai fait mon possible pour le simplifier et je n'ai jamais eu à m'en plaindre. Chaque cas réclame des modifications légères des procédés habituels; cette particularité n'est nullement propre à l'intestin, nous l'avons relevée à propos des articulations, des muscles et des nerfs.

Massage des organes abdominaux. — Voici comment je procède : le malade est placé dans le décubitus dorsal, la tête un peu élevée, les jambes fléchies.

Sa position doit être telle que le corps ne soit pas trop fléchi dans la région lombaire, sinon les viscères, en se pressant les uns contre les autres, augmenteraient la tension de la paroi abdominale. On recommande au malade de respirer régulièrement, on tâche d'attirer son attention, on le fait parler si c'est possible. Lorsqu'il est anxieux et attentif, il respire mal; dans le cas contraire, sa respiration est presque toujous régulière.

Il vaut mieux faire le massage lorsque la digestion est peu avancée, c'est-à-dire deux ou trois heures après le repas.

Il faut qu'il porte sur l'intestin même; pour cela on tâche de vaincre la résistance de la paroi abdominale qui se contracte au moindre effort. On y arrive sans difficulté chez les personnes qui n'ont pas trop d'embonpoint : chez les gens obèses et nerveux, à sensibilité et à fermeté exagérées de la paroi abdominale, c'est plus difficile. Dans ces cas il est bon de prendre les précautions que j'ai indiquées à propos du massage utérin et que je me propose de répéter un peu plus loin. De la patience, de la fermeté, de la douceur, voilà ce qu'il faut à celui qui entreprend de traiter les organes abdominaux par le massage.

On saisit autant que possible entre le pouce et les autres doigts une partie de la circonférence de la paroi du côlon et on la soumet à un *pétrissage* énergique, tout en procédant dans un sens opposé à celui qu'on a suivi d'abord. Ces manœuvres ne sont pas applicables à la portion profonde du cœcum et de l'S iliaque dépourvus de mésentère ou n'en ayant qu'un très court.

Certains praticiens essaient de saisir seulement un petit segment du côlon; cela n'est possible que si la paroi de l'abdomen est mince et souple; autrement on n'a que cette paroi entre les doigts lorsqu'on croit tenir l'intestin. Dans la pneumatose habituelle du côlon cette manipulation est encore plus difficile.

Des séances quotidiennes de quinze à vingt minutes sont nécessaires. Il est rare qu'après un traitement de quatre à six semaines on n'ait pas obtenu le résultat espéré; dans quelques cas ce résultat se fait attendre deux à trois mois; si les conditions sont bonnes au début, l'amélioration est rapide; j'ai noté parfois un mieux manifeste au bout d'une ou deux semaines.

Je ne crois pas que des contractions réflexes de la vésicule biliaire se produisent autrement qu'à titre passager.

CONSTIPATION. — J'ai traité des constipations accompagnées d'un météorisme considérable chez les névropathes, surtout chez des hystériques et des hypocondriaques; les résultats ont été en général très satisfaisants. L'hydrothérapie et l'électricité sont alors avantageuses. Les récidives sont plus fréquentes que dans les constipations d'une autre nature; cela s'explique, car la cause réelle de l'anomalie, au lieu d'être locale, réside dans le système nerveux; tant que celui-ci n'a pas repris ses conditions normales toutes sortes de manifestations peuvent se produire. L'amélioration même passagère qu'on obtient dans ce cas n'est nullement à dédaigner.

Massage. — Le massage me paraît agir de la manière suivante contre la constipation : 1° Les contractions des parois abdominales déterminées par les manipulations contribuent à activer la marche des matières fécales; 2° Les péristaltiques sont augmentés par des contractions réflexes de la tunique musculaire de l'intestin ; 3° L'accélération de la circulation veineuse et lymphatique, l'hypersécrétion de la bile et du suc pancréatique qu'il détermine, augmentent notablement la quantité des liquides intestinaux ; 4° On fragmente les amas fécaloïdes en activant ainsi leur propulsion vers le rectum.

Souvent la guérison persiste après le traitement, mais il est parfois nécessaire de recommencer à plusieurs reprises. J'ai rencontré des cas rebelles ; presque toujours il s'agissait de parésies consécutives à des péritonites, à la neurasthénie où à l'hystérie.

Jusqu'à ces derniers temps j'ai fait le pétrissage abdominal en suivant les règles tracées par la plupart de ceux qui s'en sont occupés; je commençais à l'origine du gros intestin à peu près au niveau de la valvule iléo-cæcale, et j'avançais peu à peu vers le rectum, j'avais de moins bons résultas qu'aujourd'hui. Je suis maintenant une direction opposée. Une *friction* énergique est faite ensuite avec le pouce le long du gros intestin de manière à favoriser la propulsion des matières déjà désagrégées vers le rectum.

La séance finit par un pétrissage de tout le paquet intestinal avec les deux mains et un tapotement.

De ces différents effets je crois que le plus persistant sinon le plus énergique c'est l'action exercée par voie réflexe sur les fibres lisses de l'intestin. On les oblige à se contracter souvent, grâce à des irritations mécaniques indirectes ; cette gymnastique leur rend en partie la tonicité qu'elles avaient perdue et une excitation légère, comme celle que produit le bol fécal cheminant, détermine des péristaltiques, ce qui ne serait jamais arrivé dans l'état d'atonie antérieur.

J'ai eu de bons effets du massage dans plusieurs affections douloureuses de l'intestin.

ENTÉRALGIE. — Dans quelques cas d'entéralgie, qui semblaient idiopathiques, j'ai réussi à obtenir des guérisons absolues : les malades étaient presque toutes des femmes jeunes et nerveuses. Au début, je procédai avec une grande douceur et grâce à cette précaution, les manipulations furent bien supportées. La durée totale du traitement fut de six semaines à deux mois ; chez un de ces malades, une jeune cantatrice suédoise, des crises d'entéralgie d'une violence extrême se produisaient pendant le jour et la nuit ; elles laissaient toujours à leur suite un grand épuisement. La malade, bien portante auparavant, avait employé sans résultat de nombreux traitements, entre autres l'hydrothérapie et l'électricité. Après une semaine de massage, elle était soulagée, après six elle se déclara guérie. Je l'ai revue quelques mois après la fin du traitement, aucune récidive ne s'était produite.

J'ai traité par le massage des *diarrhées chroniques*; en général les résultats se sont fait attendre. Dans huit cas, j'ai obtenu des guérisons après deux mois; dans trois de ces cas il y a eu des récidives après cinq, six, huit mois; le massage repris à ce moment n'a donné que des résultats temporaires.

Les reliquats des *typhlites* et des *pérityphlites* sont une cause de constipation plus fréquente qu'on ne croit; Hünerfauth en a trouvé dans 15 0/0 des cas. Il reste à la suite de ces maladies une atonie du cœcum qui s'étend à une bonne partie du còlon transverse. Comme un effort relativement sérieux de cette partie de l'intestin est nécessaire pour que la propulsion du bol fécal soit assurée, cette atonie est une cause de stase et de constipation; s'il y a des adhérences du voisinage, des brides cicatricielles qui diminuent plus ou moins le calibre du cœcum, nous ne devons pas nous étonner d'avoir affaire à une de ces constipations opiniâtres contre lesquelles ne peuvent rien la plupart des remèdes.

Massage. — Massez avec beaucoup de soin et de précaution. Avec de la brusquerie, on provoquerait une douleur extrêmement vive et on s'exposerait à une réaction inflammatoire peut-être dangereuse. Procédez avec une grande douceur, et vous finirez par rendre à la musculature du côlon sa contractilité ; par provoquer la résorption d'adhérences relativement étendues ; il ne faut pas désespérer parce que l'effet tarde à se produire. Les adhérences peuvent toujours se résorber lorsque les accidents aigus ne remontent pas à plus de deux ou trois mois. Dans cet intervalle leur organisation n'a pu devenir complète, elles ne sont presque jamais fibreuses. On guérit la constipation dans la plupart des cas en les faisant disparaître : afin de faciliter ce résultat, j'ai presque toujours soin de masser en même temps le côlon.

Certains auteurs parlent d'une constipation habituelle qui dépendrait du *relâchement des parois abdominales*. On l'observerait surtout chez les multipares dont les accouchements ont été si rapprochés que les muscles distendus par la dilatation de l'utérus gravide, n'ont pas pu reprendre leur tonus naturel. Je crois que l'atonie de l'intestin et sa dit latation par les gaz jouent un rôle plus importan- que le reste.

Contre-indications du massage. — Tous ceux qui se sont occupés du massage de l'intestin considèrent comme des contre-indications les *ulcères*. Ils redoutent les perforations que l'application de la méthode pourrait provoquer ; je crois qu'ils ont raison.

Inutile d'ajouter que la grossesse constitue également une contre-indication ; je connais des personnes chez lesquelles on a fait le massage de l'abdomen dans les premiers mois d'une grossesse non soupçonnée et qui a suivi son cours; il ne faut jamais compter sur une pareille tolérance.

Indications du massage. — Les constipations opiniâtres constituent à tous les âges de la vie une des indications les plus catégoriques du massage; pour les enfants il produit d'excellents effets. Chez eux, la constipation a le plus souvent son siège dans la partie inférieure du gros intestin; je l'ai fait souvent disparaître en massant le côlon. L'application du procédé dans le jeune âge réclame des précautions extrêmes; au début on massera les très jeunes enfants pendant qu'ils tètent. Pour les plus âgés j'engage les parents à se munir de friandises et à faire accompagner s'ils le peuvent l'enfant par un petit camarade déluré et babillard qui détourne son attention; autrement tous les raisonnements qu'on pourrait faire pour l'engager à mettre ses muscles de l'abdomen dans le relâchement seraient perdus. Dans l'observation CLXXXIX de mon *Traité du massage*, le succès pouvait sembler problématique, car la constipation remontait aux premiers mois de la vie et pourtant on obtint avec le massage une guérison définitive.

En régularisant les fonctions intestinales on a souvent raison d'un certain nombre de symptômes surajoutés à l'accident primordial: céphalalgies à formes migraineuses; obsessions, dyspepsies rebelles.

Chez l'adulte la constipation a dans la plupart des cas le gros intestin pour siège principal. Après quelques temps je masse avec une certaine énergie mais sans violence.

C'est surtout à un âge avancé de la vie que la constipation est fréquente et qu'elle est grave. Les parésies intestinales ne sont nullement rares. Grâce à l'inertie de la tunique musculaire, il se fait de véritables obstructions. Si la rétention n'est pas absolue et que les malades aient des selles à peu près régulières, on se méprend très souvent sur la nature des accidents dont ils souffrent. Le professeur Lasègue a rapporté, dans une leçon faite dans une des dernières années de sa vie, l'observation d'un cas dans lequel une obstruction intestinale d'origine fécale fut prise par les premiers cliniciens de l'époque pour une tumeur intra-abdominale. J'ai aussi traité un malade où l'examen au premier moment fit croire à la présence d'une tumeur fibreuse.

Des faits analogues ont été rapportés des différents côtés. Le docteur Huch de Thevski Sovod (Russie) fut amené à pratiquer le massage par l'examen critique d'une observation publiée dans un journal allemand (1); il s'agissait d'une occlusion intestinale contre laquelle on avait eu recours à diverses médications restées sans résultat jusqu'au moment où l'on eut l'idée de leur adjoindre le massage.

Kormann a décrit un iléus guéri par un lavement d'eau froide. La malade était une vieille femme chez laquelle tous les symptômes s'étaient développés en six mois, malgré les lavements, les purgatifs, les injections de morphine. Du côté droit de l'abdomen, dans la région iléo-cæcale, tu-

(1) *Berliner Klin. Wochenschr*, 1879.

meur en boudin au-dessous de laquelle on trouvait une masse molle, rénitente, formée très probablement par la rétention des fèces. Kormann diagnostiqua une invagination de l'intestin grêle dans le cœcum et injecta dans le rectum plusieurs grands lavements d'eau chaude sans résultat. Au bout de dix jours, lavement de deux litres d'eau glacée; on masse avec précaution la région iléo-cœcale. Gargouillement, la tumeur diminue et la malade est notablement soulagée. Au bout de deux heures, selle copieuse; guérison sans autres accidents.

Kormann ne semble pas avoir remarqué que le gargouillement, la diminution de la tumeur et l'amélioration de l'état général fussent survenus après le massage, de sorte que l'on est disposé à ne lui accorder qu'une part insignifiante. M. Vladimirov a rappelé un cas analogue publié par M. Serbski (1).

Il est relatif à un jeune garçon de six ans, présentant tous les symptômes d'une invagination (tumeur iliaque gauche en boudin, douleurs violentes dans l'abdomen, vomissements, météorisme, ténesme, collapsus).

Après avoir essayé en vain les lavements et les purgatifs, on résolut de ponctionner l'intestin pour donner issue aux gaz, puis on essaya de masser la tumeur. Au bout de dix minutes, le masseur, qui procédait avec beaucoup de précaution, à cause de la douleur, sentit quelque chose lui glisser entre les doigts; il entendit en même temps un fort gar-

(1) *Moskovskaia meditssinskaia Gazeta*, 1878, n° 31.

gouillement et la douleur disparut. Il y eut un vomissement abondant, puis l'enfant s'endormit et quand il se réveilla, les symptômes fâcheux n'existaient plus. Pendant la nuit, selles copieuses, la guérison eut lieu sans accidents.

Dans de pareilles conditions, il n'y avait ni témérité ni audace à profiter de l'enseignement qu'un heureux hasard avait fourni. Buch n'eut garde d'y manquer et dans le cours de l'année 1880, il fit disparaître deux étranglements internes par une application persévérante du massage.

Obstruction intestinale. — Dans les cas d'obstruction intestinale, le massage et la malaxation de la région abdominale peuvent amener des résultats tout à fait inespérés, alors que toutes les autres médications ont échoué. Avant d'avoir recours aux moyens extrêmes : ponction de l'intestin entérotomie, gastrotomie, opérations qui sont toujours d'une certaine gravité, il importe de tenter le massage et la malaxation de l'abdomen, qui peuvent amener la guérison dans les cas tout à fait désespérés.

Il n'y a pas d'inconvénient à masser l'estomac peu de temps après l'ingestion des aliments; au lieu de troubler la digestion le massage semble la faciliter, comme l'a montré dans le cours de l'année 1888, le Dr Beulet de Berne (1); M. Cleri de Pesth croit qu'il faut attendre et masser deux ou trois heures après les repas toutes les fois que le massage est indiqué dans une affection gastrique.

(1) Beulet, *Correspondenzblatt, f. schwetz.* Azerte, mars 1888.

Les manipulations devraient être dirigées vers le pylore de manière à faciliter le passage des aliments dans le duodénum. L'adoption du massage n'exclut nullement une autre médication.

AFFECTIONS DE L'ESTOMAC. — J'ai massé dans les affections inflammatoires chroniques de l'estomac, compliquées ou non de dilatation; j'ai eu de bons résultats dans les *dyspepsies chlorotiques*. La guérison des troubles gastriques a même eu une influence avantageuse sur l'état général.

Dans les *gastrites chroniques*, les résultats ont été parfois insignifiants ou nuls; ces insuccès ne m'ont pas surpris, car, étant la situation profonde de l'estomac, nous ne pouvons aborder qu'une partie peu étendue de la paroi antérieure de cet organe et les réactions se produisent d'une manière infidèle.

J'ai cependant eu des améliorations notables et même un grand nombre de guérisons : le résultat s'est souvent maintenu après la fin du traitement.

Dans les *gastralgies* la méthode réussit peut-être mieux et plus souvent, surtout lorsqu'on a affaire à des jeunes filles dyspeptiques. J'ai guéri une Suédoise souffrant depuis plusieurs années de gastralgies qui avaient porté un préjudice sérieux à sa santé. Lorsqu'il existe une dilatation concomitante de l'estomac, on en a raison. Le massage se fait de la même manière que pour le reste du tube digestif; on fait prendre au malade la position que nous avons indiquée, puis on fait le pétrissage en tâchant de saisir la plus grande surface possible de la paroi gastrique; c'est parfois difficile lorsque la cavité est distendue par des gaz; on finit par le tapotement.

Au moment où le massage prenait place parmi les agents thérapeutiques destinés à l'intestin, on l'employait contre des phlegmasies intra-abdominales qu'on eût naguère abandonnées à elle-mêmes et ici encore il produit des résultats surprenants. La théorie marchant de pair avec la pratique donnait la raison d'être de ces faits.

Il y a quelques années, M. Durand-Fardel a conseillé le massage dans les congestions du foie, accompagnées d'une augmentation de volume de cet organe, quelle que fût leur origine : affection cardiaque, irritation gastro-intestinale, intoxication palustre, etc. (1). Lorsque les différentes médications, particulièrement le traitement thermal ont échoué, on a recours au massage. Averbech l'a également employé, j'en ai obtenu moi-même de bons résultats, je crois que c'est une médication à laquelle il est toujours bon de recourir; elle est absolument contre-indiquée dans les maladies organiques, quelle que soit leur origine.

(1) Max Durand-Fardel, *Bulletin général de thérapeutique*, 1881.

CHAPITRE X

MASSAGE EN GYNÉCOLOGIE

Des gynécologistes parfaitement honorables de tous les pays, considèrent le massage comme absolument indiqué dans plusieurs affections de l'utérus et de ses annexes; ils ont écrit à ce propos des ouvrages sérieux basés sur des faits, qu'il paraîtrait au moins audacieux de mettre leur bonne foi en doute et de récuser leur témoignage. Un certain nombre d'affections utérines et pelviennes dont on n'aurait peut-être pas raison par une opération sanglante pouvant être guéries par le massage.

J'étudierai donc l'action du massage : 1° dans les *affections de l'utérus*; 2° dans celles de *ses annexes*.

§ 1. — MASSAGE DANS LES AFFECTIONS DE L'UTÉRUS

MÉTRITE CHRONIQUE. — Les inflammations chroniques peuvent présenter : 1° un stade d'hyperémie; 2° un stade d'exsudation; 3° un stade de transformation de l'exsudat. Si nous éliminons la suppuration et la gangrène dont il est inutile de parler à propos du massage; nous nous trouverons en présence de l'hyperplasie des tissus et de l'hyperthrophie de l'organe. Admettons, ce qui est de règle, que ces lésions puissent être contemporaines, c'est-à-dire que dans une région donnée de la muqueuse ou du parenchyme du col et du corps, on ait un exsudat fibrineux récent, tandis que dans le voisinage un autre est passé à l'hyperplasie conjonctive et qu'autour de lui les veines dilatées sont gorgées de sang. On pourra dire que le stade d'hyperémie accompagne les deux autres; ce polymorphisme est dans la nature des choses; il correspond aux irrégularités d'un processus chronique; on l'observe à peu près dans toutes les phlegmasies de cet ordre.

Il est difficile d'admettre une délimitation précise de la maladie à un segment de l'organe; les accidents sont parfois plus prononcés du côté de l'un que du côté de l'autre, mais on ne peut guère croire à l'intégrité absolue du col lorsque le corps est pris de longue date. Les fibres de la paroi peuvent-elles être intactes lorsqu'il existe une endométrite ancienne? Non. Stokes a formulé cette loi : que l'inflammation persistante d'une muqueuse amène la paralysie des fibres sous-jacentes. On pourrait à la rigueur, si l'on ne tenait compte que des altérations anatomiques, tout décrire sous le nom générique de métrite chronique. Les phénomènes cliniques, quand on les étudie comme nous avec une arrière-pensée d'intervention, indiquent une subdivision. Les principaux symptômes objectifs sont fournis par les changements de forme, de situation, de volume, de structure de l'utérus; par les métrorrhagies et la leucorrhée. Les symptômes subjectifs les plus sérieux sont : la stérilité, la douleur locale, la dysménorrhée. On peut trouver ces phénomènes dans toutes les métrites, mais si certains prédominent, on songe à une partie de l'organe plutôt qu'à une autre.

Existe-t-il une augmentation de volume avec dilatation de la cavité, antéflexion ou rétroflexion? c'est au parenchyme qu'on pense; la leucorrhée et les métrorrhagies rebelles attirent l'attention du côté de la muqueuse.

Chez certaines femmes, le phénomène prédominant est l'hémorragie : elle correspond à l'écoulement menstruel et à ses intervalles; elle est rebelle, met la vie en cause. Avec la curette, on ramène des fongosités, l'altération de la muqueuse est la principale et presque la seule cause; elle constitue en grande partie la maladie appelée *endométrite fongueuse* ou *glandulaire* qui mérite une place à part.

MÉTRITES PARENCHYMATEUSES. — Nous appellerons *parenchymateuses* les autres métrites. Je ne veux pas dire par là que dans celles-ci la musculature du corps soit seule en cause à l'origine : il est probable que tout part, dans bien des cas, de la muqueuse. Mais au moment où les malades viennent réclamer le massage; lorsqu'elles ont eu en vain recours à des médications nombreuses, le parenchyme a été touché; il existe une métrite parenchymateuse dans le sens absolu du mot. Qu'elle ait existé dès le début, peu importe si elle contribue à donner leur physionomie et leur marche aux accidents généraux.

A la métrite parenchymateuse se rattachent surtout le catarrhe utérin, certaines stérilités, la disménorrhée, les flexions et les versions.

Dans presque toutes nos observations, la maladie avait pour origine la grossesse, l'accouchement et leurs suites. Les patientes ne pouvaient donner des détails précis sur les phénomènes du début, mais elles se rappelaient qu'ils étaient apparus soit à la suite d'une fausse couche, soit peu de temps après la naissance de leur dernier enfant.

On peut donc dire qu'en général la métrite parenchymateuse chronique est la *suite ordinaire* d'une *inflammation aiguë d'origine puerpérale.*

Lorsque nous voyons pour la première fois ces personnes, le stade d'ypérémie active est passé, nous en sommes à l'exsudation et à la transformation de l'exsudat. Isolant systématiquement la lésion, nous l'avons supposée limitée à la couche musculaire. Cette hypothèse, indispensable pour l'étude et l'exposition, ne répond que dans un nombre restreint de cas à la réalité. Des autopsies faites à la suite de décès causés par des affections intercurrentes ont montré quelquefois des indurations limitées; elles sont rares et tardives; dans la plupart des cas, la métrite est mixte c'est-à-dire parenchymateuse et muqueuse; nous pouvons pourtant supposer qu'il en existe une variété simple et chercher ses conséquences.

L'exsudation interstitielle, crée une gêne mécanique à la circulation, une congestion persistante accompagnée de leucorrhée par desquamation catarrhale exagérée. Chez une personne que nous avons observée, l'écoulement avait amené de l'erythème de la vulve et de la face interne des cuisses. Elle avait une métrite parenchymateuse avec catarrhe prédominant; le corps était volumineux, extrêmement mobile; sa cavité était dilatée; il y avait une ulcération de la lèvre postérieure du col; la malade souffrant de douleurs des reins, du ventre, était obligée de se reposer plusieurs fois dans la journée, mais c'est surtout de pertes blanches qu'elle se plaignait.

Il est peut-être sans exemple que le principal symptôme soit isolé, nous avons vu une ultération du col; il en existait également dans d'autres; c'est un accident fréquent de la métrite parenchymateuse (1). Il est rare que les médecins ne s'y attachent pas; qu'ils n'appliquent pas contre lui et avec persévérance les traitements dits radicaux; ce sont de simples contre-sens thérapeutiques. La stase de la muqueuse du corps et du col a été amenée par la disproportion entre la capacité des vaisseaux à sang rouge et celle des vaisseaux à sang noir; on comprend qu'elle s'accompagne d'une anémie artérielle; que celle-ci présente des variations correspondant au degré d'infiltration du tissu sous-muqueux; il est probable que certaines ulcérations sont des gangrènes moléculaires tandis que d'autres se produisent par un mécanisme analogue à celui de l'ulcère variqueux.

Les cautérisations ne peuvent avoir qu'un effet palliatif et temporaire; on arrive à guérir l'ulcération, mais l'écoulement persiste, l'état général ne devient pas meilleur, les douleurs ne sont pas sou-

(1) En général les ulcères se cicatrisent seuls lorsque la métrite parenchymateuse a été guérie par le massage; si cependant ils ont une très grande étendue et persistent en partie après la fin du traitement on peut hâter leur cicatrisation par quelques cautérisations légères.

lagées; elles furent même exagérées chez une de nos malades qui avait une leucorrhée abondante avec ulcération du col. Persuadée à tort que celle-ci était la cause de tout, une sage-femme plaça pendant huit mois des crayons de nitrate d'argent dans la cavité cervicale. L'ulcération se ferma, mais il resta une telle atrésie cicatricielle que la dysménorrhée devint plus inquiétante que les pertes blanches.

Leucorrhée. — La leucorrhée est souvent accompagnée de ménorrhagies, de pertes rouges dans l'intervalle des périodes, de dysménorrhée. Toute métrite parenchymateuse du corps, si limitée qu'elle soit, s'accompagne de congestion veineuse et lymphatique, avec hypersécrétion glandulaire de la muqueuse. Le phénomène capital est une leucorrhée accompagnée de métrorrhagies, si l'hyperémie a été assez intense pour aboutir à des ruptures vasculaires. Des faits nombreux nous l'ont montré.

Que devient l'aptitude à la conception? Une femme de vingt-quatre ans, mariée depuis trois ans, sans enfants, vient me trouver à cause de pertes blanches rebelles avec ulcération du col. Ces accidents dataient des premiers temps de son mariage; à la suite d'une excursion fatigante dans les montagnes, elle eut une perte rouge, depuis lors elle n'alla jamais tout à fait bien (1).

Par le massage de l'utérus on fit cesser la leucorrhie, cette personne devint enceinte peu de

(1) Je ne parle de stérilité que quand il s'est écoulé au moins trois ans depuis le dernier accouchement, chez des femmes mariées en pleine activité sexuelle.

temps après. Il y a donc tout lieu de supposer que le catarrhe et l'incapacité fonctionnelle tenaient à la même cause, à la métrite chronique.

STÉRILITÉ. — La stérilité n'est pas rare dans les affections anciennes de l'utérus; d'après la statistique de Grünewald, sur cinquante-six femmes atteintes de métrite chronique, on la constata dans quarante-six, 4 0/0 des cas; elle paraît plus fréquente dans l'inflammation du parenchyme que dans l'endométrite; les gynécologistes sont loin d'expliquer le fait de la même manière. Ils ont admis :

1° L'hypersécrétion de la muqueuse produit des bouchons gélatineux qui oblitèrent l'orifice du col et empêchent la pénétration des spermatozoïdes.

2° La sécrétion fétide et acide les rend impropres à exercer aucune action sur l'ovule.

3° Il se produit à la longue une atrésie cervicale qui constitue un obstacle mécanique.

La première considération n'explique rien; un bouchon muqueux peut entraver momentanément la conception sans constituer un obstacle permanent.

L'influence de la qualité de la sécrétion n'est pas mieux connue; on a vu des conceptions dans le cours de cancers de l'utérus avec ichor fétive. Ce liquide devrait exercer sur les spermatozoïdes une action plus délétère que les produits catarrhaux. Reste l'atrésie : sous l'influence des idées de Sims, on lui accorda longtemps une extrême importance. Des discisions du col rendirent les malades fécondes. Dans la plupart de ces cas, les atrésies étaient consécutives à des cautérisations. On se trouvait en présence d'un de ces cercles vicieux qu'on rencontre à chaque pas. L'hypersécrétion muco purulente est abondante : le liquide s'amasse dans la cavité, distend une paroi incapable de réagir, exagère la stase veineuse; plus celle-ci est prononcée. plus la sécrétion catarrhale est abondante : la masse liquide intra-utérine devenant chaque jour plus considérable, amincit en proportion les parois. En ouvrant une voie à l'écoulement, on supprime un des facteurs; en même temps, la saignée locale faite dans l'opération diminue la stase : pour peu qu'on modifie la muqueuse par des injections astringentes caustiques, qu'on relève l'état général, on peut arriver à une guérison, car l'organe reprend sa tonicité.

Depuis longtemps, Lott a montré que la véritable cause de la progression des spermatozoïdes dans le vagin et l'utérus était leur mobilité. On a cité des cas dans lesquels la fécondation s'est faite malgré des obstacles bien plus sérieux qu'une atrésie du col. Une malade de Scanzoni, qui avait un polype fibreux saillant à l'orifice cervical, devint sept fois enceinte : ces grossesses se terminèrent par des avortements; l'inflammation et les métrorrhagies expliquaient ces accidents. Le même auteur parle d'un cas d'antéversion irréductible accompagné d'hypertrophie de tout l'utérus, avec allongement de la portion vaginale du col; il ne put réussir à faire pénétrer l'hystéromètre dans la cavité; cette déformation était accompagnée d'une dysménorrhée pénible. La malade devint enceinte après dix ans de mariage et la grossesse se termina par un accouchement à terme. L'auteur vit cette personne plus tard ; les choses étaient toujours dans le même état (1). Il est impossible de supposer que le déplacement avait été cause de la longue stérilité ; sous l'influence des traitements suivis, de l'amélioration de l'état général, la muqueuse utérine s'était modifiée et la conception était devenue possible.

Je ne crois pas, pour mon compte, que les déplacements, les changements de forme, les atrésies, puissent apporter un obstacle insurmontable à la fécondation ; s'il existe un orifice suffisant pour le passage du sang menstruel, les spermatozoïdes peuvent pénétrer dans la cavité utérine.

C'est donc à l'inflammation chronique que paraît due la stérilité ; les accidents secondaires, déplacements, changements de forme, rétrécissements, sont insuffisants pour la produire. Elle tient plutôt aux altérations de texture qui résultent de la stase et rendent impossible la fixation et le développement de l'œuf fécondé.

DYSMÉNORRHÉE. — C'est souvent à cause de la dysménorrhée que les malades s'adressent aux spécialistes. Sa disparition représente la délivrance ; elles ne souffrent plus, donc elles sont guéries ; mais la dysménorrhée n'est qu'un symptôme.

On a dit qu'il existait une dysménorrhée ovarienne et une dysménorrhée utérine ; il est difficile de distinguer l'une de l'autre. Des douleurs consécutives à la métrite sont souvent suivies de névralgies préovariennes par irradiation ; le massage

(1) *M. Sims Lehre von den Ursachen und der Behandlung der Sterilität. (Beitr., zur Geburtsk. u. Gynäkolog).* Band I. 1870, p. 109 et suiv.

de l'utérus les guérit souvent, preuve que dans ces cas les phénomènes ovariques étaient secondaires. Il ne serait possible d'admettre l'intégrité de l'utérus que si les commémoratifs et les symptômes actuels ne décelaient rien qu'on pût lui rattacher.

Lorsque nous nous trouvons en présence d'une dysménorrhée utérine, il faut pour remonter à ses origines et poser des indications, passer en revue plusieurs hypothèses. On a parlé d'accidents nerveux, congestifs, mécaniques.

La question se réduit à deux termes : les malades souffrent, disent les partisans de l'origine mécanique, parce que le canal cervical est très étroit et trop oblique pour donner facilement passage au sang. Sous l'influence de Sims, cette idée a acquis une grande popularité : Une femme a, dans les lombes ou à l'hypogastre, des douleurs sourdes, continues, que la marche, les mouvements, l'approche des époques exagèrent. La sensation, d'abord mal définie, prend le caractère paroxystique; le toucher n'a montré ni version ni flexion; l'examen au spéculum ne fait voir ni ulcération, ni augmentation de volume; plus de doute, le canal cervical est trop étroit; on débride, mais la discision ne donne pas toujours ce qu'on attendait. On voit souvent des personnes chez lesquelles l'orifice cervical présente une telle exiguité que le cathétérisme est impossible, qui n'ont jamais souffert au moment des règles. La douleur cesse, après l'expulsion des caillots; comment ceux-ci sortiraient-ils, si le sang liquide n'avait pu passer? Leur formation correspond à une stase intra-utérine; on ne voit pas pourquoi le sang qui sort après eux, sans provoquer des douleurs, restait emprisonné auparavant dans la cavité, pourquoi il s'y était accumulé. Les atrésies qui exigent des discisions sont le plus souvent consécutives à des cautérisations. Inutile de prendre l'exception pour la règle et de guider toute la thérapeutique sur elle. « Il n'y a pas, dit M. Gallard, au point de vue clinique, une différence très tranchée entre la dysménorrhée mécanique et la dysménorrhée congestive ou inflammatoire; la transition de l'une à l''autre, en tant que manisfestation symptomatologique ou clinique s'opère d'une façon en quelque sorte insensible (1). » On comprend difficilement cette transaction entre deux théories qui s'excluent. Comment l'atrésie cervicale, peut-elle hyperémier la muqueuse? Comment la congestion de celle-ci peut-elle produire une sténose cervicale, si elle n'est pas suivie d'exsudation inflammatoire?

Il y a entre la *dysménorrhée congestive* et la *dysménorrhée mécanique* de grandes différences de fréquence; la première est commune, la seconde, est rare.

La dysménorrhée, la stérilité, la leucorrhée viennent d'une même cause : la phlegmasie chronique. Les recherches anatomiques de Patenko ont démontré que les terminaisons des nerfs de l'utérus arrivent au voisinage des culs-de-sac glandulaires; c'est à la surface de la muqueuse que se passe la dernière partie de la menstruation.

(1) Gallard, *Leçons sur la menstruation*, Paris, 1885. p. 278.

L'expulsion du sang et le retour de la membrane à l'état normal sont des phénomènes de restauration organique. Il est difficile d'admettre que tout sera régulier; que les extrémités nerveuses ne seront impressionnées en quoi que ce soit, lorsqu'il existe des zones alternatives de congestion, de dénudation, de sclérose.

Laissons donc les sténoses au second plan.

Le mécanisme de la dysménorrhée s'explique par : la congestion menstruelle; les poussées subaiguës dans un organe atteint d'inflammation chronique; l'irritation et la compression des terminaisons nerveuses; la réaction irrégulière et incomplète des plans musculaires.

Voyons maintenant quelle influence exerce sur le parenchyme utérin l'inflammation chronique.

Sans pénétrer très avant dans l'intimité des phénomènes organiques, on peut admettre : 1° que la métrite chronique existe et qu'elle produit les mêmes altérations que toutes les phlegmasies chroniques; 2° qu'elle aboutit à la transformation scléreuse de la paroi utérine.

La solidarité entre la circulation des différentes portions de l'utérus est si étroite qu'il est impossible d'isoler une partie de l'autre; lorsqu'une modification se produit à un point déterminé on ne peut pas prévoir si elle s'y cantonnera ou de quel côté elle s'irradiera. A un moment, il se fait une augmentation de volume avec exagération de la mobilité, leucorrhée catarrhale, dysménorrhée; à l'examen au spéculum, le col parait intact; un mois ou deux plus tard, il sera peut-être boursouflé, ulcéré et présentera ce renversement des lèvres en dehors que certains auteurs ont appelé ectropion.

Flexions utérines. — Elles sont consécutives à la métrite chronique; les symptômes qu'on leur a longtemps attribués dépendent de celle-ci. La thérapeutique doit s'adresser exclusivement au parenchyme utérin ; qu'on fasse disparaître l'exsudat séro-fibrineux interstitiel et la stase; qu'on rétablisse l'équilibre nutritif et la tonicité, la femme cessera de souffrir aussi bien au moment des règles que dans leur intervalle; les pertes blanches et rouges seront supprimées, elle deviendra capable de concevoir et de mener à bien une grossesse. Ces desiderata sont la plupart du temps remplis par le massage.

Versions et abaissements. — Dans les flexions utérines, la lésion du parenchyme utérin explique tout les changements de forme; cette explication ne suffit plus pour les *versions* et les *abaissements*. On peut admettre, à la rigueur, que sous l'influence des changements apportés dans la densité de l'organe par l'inflammation, il s'est fait un déplacement de son centre de gravité, mais cette explication ne rend compte de rien. Il est plus simple de supposer que si le corps de l'utérus exécute un mouvement de bascule en arrière, cela tient à des modifications structurales des moyens de fixité ou à la formation de brides rétractées. Ajoutons à cela l'influence des causes qui peuvent favoriser le déplacement, lui imprimer une direction dans un sens ou dans un autre, telles que la marche, les mouvements exagérés, les efforts pour soulever un fardeau, etc.

Rien n'est plus facile à expliquer qu'une rétroversion, par exemple : la traction d'une bride inflammatoire intra-pelvienne suffit pour amener le fond de la matrice en arrière. La propagation de la métrite aux tissus du voisinage, joue un rôle de première importance.

Endométrie fougueuse hémorrhagique. — Cette affection a été étudiée pour la première fois par Récamier. Dans ces derniers temps Olshausen et Bischoff ont publié des articles intéressants sur ce sujet. Le catarrhe est souvent insignifiant, mais il y a des ménorrhagies et des métrorrhagies si fréquentes que certaines femmes ne reconnaissent même plus le moment des règles; l'amaigrissement et des troubles nerveux en sont la conséquence habituelle.

Il est impossible d'isoler complètement la maladie de la métrite parenchymateuse, car la musculature n'est jamais intacte. Déjà Ferrier et Goldschmidt (1) l'avaient constaté dans les autopsies, l'utérus était augmenté de volume; il existait souvent des ulcérations superficielles du col; la cavité du corps était agrandie et le tissu propre du corps ramolli.

Dès le début, les hémorragies, phénomène capital, donnent la véritable note clinique; à la rigueur, l'utérus peut conserver à peu près son volume et sa forme; cette intégrité apparente ne préjuge

(1) Goldschmidt, *Thèse de Strasbourg*, 1859.

rien sur la durée et la gravité du cas; c'est à l'hémorragie qu'il faut s'attacher.

Elle est profuse; tantôt c'est à l'époque des règles qu'on la voit; celles-ci sont plus longues que d'habitude, les quantités de sang perdues sont plus considérables; les malades sont affaiblis à l'extrême; dans la plupart des cas, il y a entre les époques des métrorrhagies profuses.

La thérapeutique qui a réussi pour le parenchyme, réussit pour la muqueuse. Avec le massage on a raison des ménorrhagies; on rétablit la régularité circulatoire et l'équilibre nutritif. Les époques se passent sans accidents; il n'y a plus de métrorrhagies, les forces et l'appétit augmentent, les phénomènes secondaires s'atténuent; ces résultats ne sont pas mauvais. Qu'on dise, si l'on veut, que le massage n'est ici qu'un palliatif; l'amélioration qu'il produit est telle que presque toujours les malades s'en contentent (1).

Lorsqu'il n'existe ni changements de forme, ni changements de situation, on approche bien près de la *restitution ad integrum*. L'organe reprend sa consistance : plus de mollesse, les foyers indurés disparaissent. J'ai vu parfois, chez des multipares, des utérus d'abord gros, mous, saignants prendre des caractères tels, qu'au toucher seul, on eût pu croire qu'il s'agissait d'un utérus virginal.

PROLAPSUS DE L'UTÉRUS. — Je n'ai peut-être pas

(1) Depuis quelque temps je préconise de commencer le traitement par le curettage; en procédant de cette façon le résultat est plus sûr et le traitement notablement moins long.

une expérience suffisante pour dire ce que l'on peut attendre au juste du massage dans tous les cas.

Brandt, von Preuschen, Profanter l'ont employé en même temps que l'élévation de l'utérus, que des exercices de gymnastique des muscles de la cuisse et de petits coups sur la région lombo-sacrée.

La malade est couchée sur le dos, les cuisses repliées sur le bassin. Le masseur, placé à sa gauche et en face d'elle, enfonce sa main droite en supination entre la symphyse pubienne et le fond de l'utérus, tandis qu'un assistant maintient celui-ci en antéversion avec un doigt introduit dans le vagin.

Le masseur saisit alors de bas en haut l'utérus et ses annexes avec ses doigts fortement recourbés.

La main gardant cette position est déplacée vers l'épigastre, de telle sorte que l'utérus est attiré en haut. Lorsque les limites du déplacement sont atteintes, il est abandonné et revient lentement dans son ancienne position. Le doigt de l'assistant suit ce mouvement, et par suite de la pression qu'il exerce d'avant en arrière sur la portion vaginale, il l'empêche de se mettre en rétroversion. Il faut pratiquer trois fois ces élévations à chaque séance.

Les mouvements de la cuisse consistent dans l'exercice méthodique des adducteurs. La malade est dans la position indiquée, les genoux et les jambes rapprochés. Le masseur, placé à côté d'elle, écarte de force un genou, tandis qu'elle s'oppose à ce mouvement. Les rôles sont intervertis lorsque les genoux sont écartés; la malade essaye de les rapprocher, tandis que le médecin s'oppose à ce mouvement.

M. von Preuschen considère le premier temps comme accessoire; c'est par la gymnastique musculaire que la méthode de Brandt agirait.

L'adduction forcée, surtout lorsque la malade élève en même temps le siège, s'accompagne d'une contraction énergique et prolongée du releveur de l'anus : grâce à celle-ci, le calibre du vagin diminue; l'utérus est refoulé vers le haut, et plus tard, lorsque le traitement a été suivi assez longtemps, il est maintenu dans cette position (1).

A cela, M. Sielski répond qu'une contraction musculaire provoquée ne peut pas durer assez longtemps pour constituer un moyen de fixité. En admettant que l'adduction amène une contraction énergique du releveur de l'anus, ce muscle se fatigue et le déplacement se reproduit (2). L'auteur ne tient pas compte du tonus musculaire. A chaque instant on emploie des procédés mécaniques pour l'augmenter. Quelle que soit l'explication qu'on en puisse donner, il est certain que la méthode compte des partisans. Brandt l'a appliquée pendant un séjour qu'il a fait à Iéna, à la clinique du professeur B. S. Schultze; il a obtenu un succès; Preuschen en a eu un autre à Greifswald; le résultat était d'autant plus remarquable qu'il s'agissait d'un cas invétéré. Profanter le recommande également (3).

(1) *Die Heilung des Vorfalls der Gebärmutter durch Gymnastig der Beckenmuskulatur und methodische Uterushebung.* (*Centralbl. f. Gynäkologie*, n° 13. 1888, p. 201.)

(2) *Das Wesendliche in der Thure Brandtschen Behandlungsmethode des Uterus Prolapsus : Modifikation der Methode.* (*Centralbl für Gynäkolog.*, 26 janv. 1879, n° 4, p. 49.)

(3) *Die Massage in der Gynäkologie*, Wien, 1887.

Il faut poser une question préalable. Est-il plus facile de maintenir en place un organe sain qu'un organe infiltré, congestionné, augmenté de volume et de poids? La réponse est facile. Dans deux cas de prolapsus, que j'ai traités, j'ai fait le massage utérin et péri-utérin, puis provoqué les mouvements d'abduction. J'ai eu deux succès dont un définitif. Je ne crois pas, pourtant, qu'on puisse attendre jamais de la méthode des avantages comparables à ceux qu'elle donne dans les phlegmasies de l'utérus ou de son voisinage. Les malades peuvent marcher, monter les escaliers, mais si elles sont obligées de se livrer à des travaux pénibles, de faire des mouvements brusques, de violents efforts musculaires, la guérison n'est que temporaire.

Les récidives à la suite du traitement du prolapsus utérin par le massage ne sont pas rares même chez les malades traitées par Brandt ou par ses élèves. Chez des femmes obligées d'exécuter un travail quotidien pénible, c'est très souvent le cas; il existe cependant des observations authentiques de guérison définitive; c'est ce qui arriva dans un de mes cas de prolapsus; dans l'autre, je n'eus qu'un résultat temporaire. Les variantes s'expliquent par les différences de condition sociale des malades; la première pouvait s'abstenir de mouvements brusques et garder le repos; la seconde obligée de travailler pour vivre, semblait guérie à la fin du traitement; moins de huit jours après qu'elle eut repris à ses occupations (c'était une journalière de la campagne) tout se reproduisit (1).

(1) Un travail magistral sur le traitement du prolapsus

Fibrome utérin. — Dans les premiers temps de ma pratique à Paris, j'ai vu une femme de trente-cinq ans, mère de trois enfants, qui avait fait une fausse couche cinq ans auparavant. Depuis, elle n'était pas redevenue enceinte et n'avait jamais souffert du côté de l'utérus ; leucorrhée, métrorrhagies profuses, douleurs des reins, pesanteur hypogastrique, envies fréquentes d'uriner, constipation opiniâtre, accès de gastralgie, elle avait éprouvé tout cela. Traitée inutilement, pour des ulcérations du col, elle vint à l'hôpital Saint-Louis, le 8 juin 1876 ; à ce moment, je constatai les phénomènes ordinaires de la métrite parenchymateuse chronique : augmentation de volume de l'utérus, hypertrophie du col, ulcération de sa lèvre postérieure, induration des parois ; mais il existait, en outre, un fibrome sous-séreux à gauche, on en découvrait un autre irrégulier dans le cul-de-sac postérieur du vagin. Je commençai le massage car je savais déjà que, s'il était incapable de diminuer le volume des corps fibreux, il agit parfois très vite sur les accidents amenés par eux. Un peu plus de deux mois après le début du traitement, l'ulcère était presque cicatrisé ; métrorrhagies notablement diminuées ; plus de constipation ni de gastralgie ; la marche était facile ; ces résultats n'étaient pas à dédaigner.

Depuis lors, j'ai appliqué souvent le procédé dans

par la méthode de Brandt a été publié récemment par le Dr Prochownik (*Massage in der Frauenkrankheiten*, Hamburg 1890). Cet auteur emploie les manœuvres que nous avons indiquées plus haut, particulièrement les élévations de l'utérus, dans le but d'amener une autre version permanente.

des cas analogues, et j'ai presque toujours obtenu une amélioration : c'est un palliatif qui n'a jamais d'inconvénients. Il y a, dans l'évolution des corps fibreux, des particularités consécutives à l'irritation des parois utérines qu'il produit. Les métrorrhagies, la leucorrhée et les symptômes de même ordre sont des phénomènes de métrite; on en a raison dans beaucoup de fibromes de petit et moyen calibre, mais dans ceux-là seuls.

Il me semble que dans les fibromes intra-pariétaux, la méthode a un autre effet; qu'elle contribue à les rendre plus superficiels, c'est un avantage; sous-séreuses, ces tumeurs grossissent plus vite, mais elles sont mieux tolérées; intra-utérines, elles sont plus accessibles.

Manuel opératoire. — On commence le plus doucement possible, et on augmente peu à peu l'énergie des pressions en tenant compte des particularités, des cas et de la tolérance des malades. Si le tissu adipeux de la paroi abdominale a de la tendance à se résorber sous l'influence du massage, on favorisera le mieux qu'on pourra sa diminution de manière que cette paroi finisse par présenter le moins de volume et le plus de souplesse possible. La main, placée dans le vagin, soulèvera l'utérus, de manière à le rapprocher de l'autre main agissant par la paroi abdominale. De cette façon, il n'est pas nécessaire d'enfoncer profondément celle-ci, et c'est autant de souffrance d'épargnée à la patiente.

A l'approche des règles ou immédiatement après, la sensibilité locale est presque toujours augmentée; il faut donc procéder avec plus de circonspection, de prudence et de douceur, à ce moment qu'à un autre.

Une suspension devient-elle nécessaire au bout de trois à quatre semaines à cause d'une époque menstruelle? on trouve presque toujours, lorsqu'on recommence le massage, que l'état est meilleur qu'au moment où on l'a suspendu. La *vis naturæ medicatrix* augmente et dirige dans une direction favorable le travail local qui s'est produit sous l'influence des manipulations. Il vaut mieux traiter les malades à domicile que dans une polyclinique; elles peuvent se reposer, le massage fait et on est dans de meilleures conditions que si elles sont obligées de faire une course plus ou moins longue à pied.

Le manuel opératoire diffère peu du toucher bi-manuel, abdominal et vaginal. La première visite est consacrée à l'exploration méthodique (interrogation, toucher, examen au spéculum). Lorsque le cas rentre dans la catégorie de ceux qui peuvent être traités par le massage, on commence le lendemain. Il faut recommander à la malade de vider complètement sa vessie avant la séance.

Elle se place dans le décubitus dorsal, la tête relevée, les jambes fléchies sur les cuisses, les cuisses sur le bassin. On lui recommande de respirer librement, sans effort; on détourne son attention pour favoriser le relâchement des muscles de la paroi abdominale. Après avoir fait écarter les jambes, le masseur placé à gauche de la patiente, introduit, quand il le peut, l'index et le médius de la main gauche dans le cul-de-sac antérieur du vagin de manière à soutenir la paroi antérieure de l'utérus, tandis qu'à travers la paroi abdominale il saisit le corps, sur lequel il exerce des frictions légères au début, un peu plus fortes ensuite. En cas de déplacement, on redressera autant que possible l'organe; les doigts introduits profondément dans l'abdomen le maintiendront solidement, autrement il pourrait glisser, ce qui est très douloureux.

Il est quelquefois utile de presser l'utérus en le massant contre la face postérieure du pubis : c'est une façon d'exercer un massage énergique; la vessie vide ne gêne pas.

Chez certaines personnes, l'utérus, en rétroflexion ou en rétroversion prononcée, est immobilisé dans le fond de la cavité pelvienne. Je fais mettre la malade dans la position génu-cubitale et quelques coups légers sur la région lombo-sacrée suffisent pour amener une rectification si l'utérus n'est pas fixé en arrière.

S'il est fixé par des adhérences anciennes, très solides et comme enchatonnées dans le bassin, il faut éviter les tentatives pour le libérer; en rompant les attaches, on provoquerait des hémorragies et, peut-être des pelvi-péritonites graves. Dans ces cas il faut favoriser par des manœuvres préalables la résorption de toute la partie de l'exsudat qui peut être résorbée de manière que l'utérus acquière quand c'est possible une mobilité parfaite. Les précautions suivantes rendront le massage plus tolérable.

1° Graduez comme nous l'avons dit les pressions sur le corps utérin quand vous l'aurez saisi; 2° afin de bien le saisir dans les cas difficiles, profitez de l'expiration pour enfoncer la main par la paroi et vous rapprocher de lui; conservez, lors de l'inspiration, ce qui est gagné et enfoncez un peu plus à l'expiration nouvelle; 3° évitez d'augmenter, par une manœuvre brusque, l'impression pénible éprouvée par la malade lorsque l'utérus est saisi à travers la paroi; attendez un peu avant de presser; 4° accordez toute votre attention à bien maintenir l'utérus; c'est facile quand il est volumineux et mou; c'est plus difficile lorsqu'il est petit, sphéroïdal et dur.

La pression produit quelquefois des douleurs par irradiation et par voie réflexe dans les flancs, les lombes, la région ano-périnéale, l'épigastre et même la région précordiale (1).

J'ai toujours employé le massage isolément. A la fin de la cure seulement, lorsque l'état local était satisfaisant, j'ai, de temps en temps, conseillé un traitement hygiénique. Bien des femmes éprouvent à ce moment une déception. De très courageuses m'ont dit : « Je vais mieux, je ne perds plus, je n'ai plus mal aux reins, mais ce n'est pas tout à fait ce que j'espérais; mes forces ne reviennent pas; je n'ai pas d'appétit. » Je donne l'assurance que l'état général sera excellent au bout d'un ou deux mois et je ne me trompe presque jamais; la cause enlevée, le reste est affaire de temps. L'alimentation reconstituante, le séjour à la campagne, l'hydrothérapie et les bains de mer sont d'utiles compléments.

Le procédé est bien supporté, car les douleurs cessent vite après la séance. Jusqu'à présent, nous nous sommes trouvés dans des conditions favora-

(1) On ne peut rien contre ces irradiations douloureuses.

bles; la méthode était inconnue; les malades en avaient entendu parler à une de leurs amies qui la portait aux nues, parce qu'elle avait été guérie. Elles avaient confiance; on obtenait facilement qu'elles fissent un léger effort pour dompter la sensibilité des téguments abdominaux; ces personnes étaient pour le praticien des auxiliaires dociles et intelligentes. Je n'oserais espérer qu'il en sera de même à l'avenir; lorsque les médecins prescriront le massage utérin dès qu'il semble indiqué comme ils prescrivent les injections; en revanche, il y a lieu d'espérer que les résultats seront meilleurs, parce que le traitement sera commencé à une époque plus rapprochée du début de la maladie.

Je donnai, la première fois que je m'occupai de la question, un conseil que je ne saurais trop répéter : il faut une grande douceur, au commencement de la cure, au commencement des séances. Jamais une formule ne résumera la valeur d'une méthode exigeant la dextérité que donne seule l'habitude. On peut dire aux personnes qui veulent apprendre à masser l'utérus : Choisissez bien vos premiers cas, tout est là; prenez de préférence des femmes maigres, chez lesquelles l'écoulement catarrhal est le symptôme prédominant. Lorsque vous en aurez guéri deux ou trois vous aurez confiance. Quand votre statistique comptera trente ou quarante cas, vous entreprendrez le massage dans des conditions où vous n'auriez même pas admis auparavant qu'il fût possible. En général, je ne fais qu'une séance de quatre à cinq minutes par jour; deux seraient préférables, si les femmes le demandaient et pouvaient les supporter. La durée moyenne du traitement varie de quarante à cinquante jours; elle est d'autant plus courte qu'on est plus rapproché du début.

Lorsque les malades viennent me trouver un peu avant une période menstruelle, j'attends qu'elle soit passée et je commence aussitôt après, voici pourquoi : supposons que l'intervalle cataménial soit de vingt-cinq jours, je puis faire vingt-cinq séances consécutives. Dans les cas ordinaires, j'ai bien des chances de n'avoir qu'une seule interruption. Il est bon de prévenir que souvent pendant le traitement les règles avancent et se prolongent un peu.

Les principales difficultés qu'on rencontre, tiennent : 1° à l'extrême sensibilité générale et à celle de la paroi abdominale; 2° à l'embonpoint et au météorisme; 3° aux déplacements; 4° à la présence des hernies mal contenues; 5° à l'étroitesse et à la rigidité du vagin.

Celles des trois premières catégories sont relatives. Avec de l'habileté et de la persévérance de la part du praticien, la tolérance s'établit, et le procédé peut être pratiqué dans son intégralité. Il suffit de masser la paroi abdominale seule pendant quelque temps, de manière à l'habituer au contact de la main.

En cas d'étroitesse du vagin, j'introduis un seul doigt recourbé en crochet, au lieu de deux; les poussées aiguës et subaiguës, les métro-péritonites représentent des exceptions qui n'arrivent qu'entre les mains de praticiens novices. Elles peuvent résulter de l'indocilité et d'imprudences des malades. Je leur recommande toujours de garder le repos au lit pendant la période menstruelle qui se passe durant le traitement et pendant celle qui le suit; certaines personnes méprisent impunément cette prescription ; chez d'autres, sa négligence est suivie d'accidents inflammatoires locaux inquiétants.

Quand on a affaire à une femme nerveuse, affaiblie, il faut conseiller le repos, au lit ou sur un canapé pendant un certain temps après le massage. J'ai vu les accidents de la métrite catarrhale reparaître, lorsque la guérison semblait complète. Ces rechutes sont moins graves et moins rebelles que la maladie première.

Je ne connais que trois contre-indications absolues : la virginité, l'inflammation aiguë ou subaiguë de l'utérus et de ses annexes, la grossesse. Nous en avons vu débuter, pendant le cours du traitement et suivre leur cours ; il ne faut pas compter là-dessus. Dès qu'une période retarde ou fait défaut, la suspension est indispensable.

On a quelquefois exprimé la crainte que la violence mécanique exercée sur l'utérus n'amenât des complications. Je n'en ai pas eu ; la plupart de celles qu'on a signalées, à la suite du curage, étaient d'origine septique : elles sont plus à craindre, après une opération sanglante, même simple, qu'après un procédé dans lequel on ne déchire ni une fibre musculaire, ni un vaisseau ; j'ai soin de prendre des précautions antiseptiques rigoureuses. Les accidents que j'ai vus ont été insignifiants, je pourrais me dispenser d'en parler : des ecchymoses de la paroi abdominale, de petites indurations du tissu cellulaire sous-cutané, douloureuses au toucher (il suffit de les éviter en massant), des vaginites si légères, qu'elles ne m'ont même pas empêché de continuer le traitement et dont j'ai eu raison avec quelques tampons à l'alun; j'ai vu deux fois des inflammations de la glande vulvo vaginale, avec un léger mouvement fébrile et un peu de tuméfaction locale, il n'y eut pas de suppuration et après une suspension de trois jours, je pus recommencer.

§ 2. — MASSAGE DANS LES AFFECTIONS DU VOISINAGE DE L'UTÉRUS

La plupart des observations qui ont été publiées dans mon ouvrage sur le *Massage dans les affections du voisinage de l'utérus et de ses annexes*, ont été recueillies dans le service de M. le docteur Péan, de l'hôpital Saint-Louis. Il a bien voulu confier à mes soins des malades entrés à l'hôpital pour des paramétrites, des périmétrites ou des ovarites, chez lesquelles il ne voulait intervenir chirurgicalement que s'il était bien démontré que tous les moyens employés par les gynécologistes modernes étaient impuissants. Chez la plupart des malades on avait eu recours aux injections, aux applications de pessaires, au traitement général, aux cautérisations, au curettage, etc.; aucun procédé n'avait abouti à une guérison persistante. L'état fut constaté soigneusement au début du massage; il fut employé seul et leur état fut de nouveau constaté après la cure; par conséquent, s'il y avait une guérison ou une amélioration on ne pouvait la rapporter qu'au traitement suivi en dernier lieu.

J'ai fait revenir les malades à des époques qui ont varié entre six mois et deux ans; malheureusement je n'ai pas pu dans tous les cas obtenir sur ce point ce que j'aurais désiré.

Certaines personnes qui sont retournées en province étaient à peu près dénuées de ressources; il était impossible de leur imposer un voyage coûteux pour un simple contrôle. D'autres, qui habitent Paris, avaient juré leurs grands dieux qu'elles reviendraient aux dates promises; nous ne les avons jamais revues.

Malgré tout, des examens tardifs ont été faits dans un assez grand nombre de cas. J'insistai surtout lorsqu'il s'agissait de déviations utérines, versions ou flexions.

Mes résultats ont été assez satisfaisants, comme le montrent les observations que j'ai publiées dans mon livre sur le *Massage dans les affections du voisinage de l'utérus et de ses annexes.*

Aussi dans les affections du voisinage de l'utérus et des annexes j'emploie le massage seul et j'interromps le traitement seulement durant les périodes menstruelles.

Les précautions à prendre au début sont les mêmes que pour l'utérus. On engagera la malade à respirer librement sans efforts et on détournera autant que possible son attention de manière à favoriser le relâchement des muscles de la paroi abdominale (1). Supposons maintenant que l'on masse de la façon la plus habituelle, c'est-à-dire par voie vaginale et abdominale, voici comment on procédera : Deux doigts introduits dans un des

(1) Certains malades apprennent avec une extrême facilité à relâcher les muscles de la paroi abdominale, d'autres apprennent difficilement, d'autres n'y arrivent jamais.

culs-de-sac vaginaux soutiennent l'exsudat, et quand c'est possible, le refoulent vers l'autre main, qui agit par la paroi abdominale.

Grâce à cette manœuvre on arrive parfois jusqu'à cet exsudat sans difficulté, sans que la malade éprouve une souffrance trop vive.

On peut masser en place, à travers la paroi, les portions fixes; plus les altérations se rapprochent de la paroi postérieure du bassin, plus le chemin que doivent parcourir les doigts est long, plus il faut déployer de vigueur, plus la sensibilité tactile s'émousse; c'est dans ces conditions que la voie rectale est particulièrement indiquée.

D'habitude lorsque l'on fait le toucher vaginal avec l'index et le médius, on replie l'annulaire et l'auriculaire vers la paume de la main; la pression des extrémités osseuses articulaires des premières et des secondes phalanges sur le périnée est pénible pour les malades; j'aime mieux tenir les doigts étendus comme le veut Brandt, en refoulant le périnée; on arrive plus haut et on fait moins de mal.

Dans quelques cas rares, il est préférable de faire rester les femmes debout aussi bien pendant l'exploration que pendant le massage; on constate facilement dans cette position si les organes pelviens tendent ou ne tendent pas à s'abaisser et à se rapprocher des doigts placés dans le vagin; on atteint mieux les portions d'exsudat élevées dans le bassin que si la malade est dans le décubitus dorsal. Le rôle des doigts intra-vaginaux est presque passif dans l'acte proprement dit du massage : ils soutiennent les organes ou les produits inflammatoires sur lesquels agit l'autre main à travers la paroi abdominale : c'est assez dire que ces doigts doivent rester complètement fixes, ne se déplacer qu'autant qu'on veut soutenir une partie de l'exsudat différente de celle qu'on avait traitée jusqu'alors; Brandt conseille avec raison de faire au début de chaque séance des frictions circulaires préalables sur l'abdomen ; elles habituent les téguments au contact de la main, diminuent leur sensibilité et celle des muscles sous-jacents : on peut déprimer plus aisément la paroi et refouler la masse intestinale. Les frictions centripètes préliminaires, dans lesquelles la paume de la main est tournée vers le sacrum, ont pour but de produire une déplétion des voies lymphatiques de la région et de les rendre plus aptes à la résorption. Elles sont d'une utilité au moins douteuse.

Dans la plupart des cas, il est bon de faire prendre aux malades la même position que pour le massage des organes digestifs. Elles se mettront dans le décubitus dorsal, les jambes fléchies sur les cuisses et les cuisses sur le bassin (1). On évitera les incurvations prononcées de la colonne vertébrale, surtout de la colonne lombaire, car elles déterminent une sorte de refoulement en avant des vicères abdominaux et une augmentation de la tension de la paroi.

Pour bien saisir la masse de l'exsudat, on déprimera lentement et doucement cette paroi en évitant les secousses capables de mettre en éveil ou

(1) On prendra toutes les précautions possibles pour ménager la modestie des malades.

d'exagérer la sensibilité; dans les cas difficiles on profitera de l'expiration pour enfoncer la main le plus profondément possible en déprimant la paroi abdominale. Lors de l'inspiration on prend soin de ne rien perdre de ce qui a été obtenu ; on pénétrera un peu plus profondément à l'expiration suivante.

Vulliet a raison lorsqu'il conseille d'aborder la paroi abdominale avec la face palmaire des dernières phalanges des doigts et non avec leurs extrémités; la sensation produite est moins désagréable. Lorsqu'on est parvenu jusqu'à l'exsudat, on laisse à la patiente le temps de se remettre de l'impression désagréable éprouvée par elle au moment où le médecin saisit les tissus sur lesquels il veut agir.

Les parois sont-elles trop épaisses, trop rigides, trop sensibles pour qu'on ne puisse pas atteindre sans de grandes difficultés l'exsudat? c'est le cas de faire, comme je l'ai recommandé à propos de l'utérus, le massage isolé et préparatoire des parois. Grâce à cet exercice d'assouplissement, les téguments devient moins sensibles, les muscles moins irritables; on diminue le météorisme, qui contribue pour une forte part à gêner les manipulations.

Le massage doit toujours être fait dans la direction du courant veineux et lymphatique ascendant, c'est-à-dire du voisinage de l'utérus vers la paroi pelvienne, et les régions sacro-iliaque et sacrée.

Avant la première séance, les malades n'accusaient de la douleur que d'une seule espèce, celle qui les tourmentait depuis longtemps après la séance; elle n'a pas diminué et une autre est venue s'y ajouter. Les malades déclarent nettement qu'elles souffrent après comme avant le massage; et de plus elles ont mal en certains points de la paroi du ventre qu'elles ne peuvent pas bien déterminer. C'est une des conséquences du traumatisme que comporte nécessairement le procédé; elle n'a pas plus d'importance et ne dure pas plus que les taches ecchymotiques.

On procédera avec douceur et ménagement, autrement on éprouverait des embarras qui empêcheraient presque toujours de mener le traitement à bien; pressions légères et courtes séances, voilà la formule invariable du début.

L'attention sera en éveil et les mains seront exercées, pour qu'il n'y ait rien de brusque et d'inattendu au cours de la séance. On doit tenir solidement ce qu'on tient, car le glissement entre les doigts d'un tissu déjà saisi provoque un brusque tiraillement des nerfs de la région et produit une impression très douloureuse. Quand on est sûr de soi, quand on a graduellement habitué les malades aux manipulations, on peut agir plus longtemps et avec plus d'énergie; les séances seront à ce moment de cinq à dix minutes.

On donnera à plusieurs reprises de courtes pauses de repos; on ne saurait croire combien ces interruptions font de bien aux malades; le médecin lui-même y trouve son avantage car c'est un moyen de ménager ses forces; par pauses nous entendons un arrêt momentané des manœuvres actives ; il ne faut rien lâcher.

Une autre précaution très utile également pour diminuer la fatigue c'est de masser avec la main du côté opposé à l'exsudat ; s'il est à gauche, la main droite agira par la paroi abdominale, l'index et le médius gauches introduits dans le vagin le soutiendront.

Pétrissage et distension. — J'emploie le pétrissage et la tension.

1° Le *pétrissage* est la manœuvre la plus utile et celle qui sert le plus souvent. On frotte ou plutôt on pétrit, comme le mot l'indique, la partie malade, avec les doigts de la main droite enfoncés lentement et doucement par la paroi abdominale; les deux doigts des culs-de-sacs vaginaux servent de guide et d'appui. Le pétrissage rend surtout des services lorsqu'il existe une infiltration chronique en n'importe quel point du tissu cellulaire pelvien ou un reliquat inflammatoire ancien dans les ligaments larges. L'énergie sera graduée d'après la sensibilité et la consistance. Il faut toujours commencer à la périphérie et arriver vers le centre ;

2° La *tension* est une manipulation utile qu'on n'emploie guère qu'en gynécologie.

Cette manipulation comprend toujours la tension et la pression auxquelles on ajoute souvent avec avantage les frictions. Le but à atteindre c'est de saisir entre l'extrémité des doigts placés dans le vagin et ceux qui agissent par la paroi abdominale les portions de tissu à traiter et de les distendre;

c'est difficile si leur volume est faible. Les doigts intra-vaginaux ou intra-rectaux exercent une tension lente, douce, progressive sur les portions d'exsudat qu'ils refoulent vers la main droite. Après quelques moments ces doigts sont retirés lentement, tandis que la main droite suit le mouvement; on fait son possible pour ne pas laisser glisser ce que l'on a saisi. J'essaye toujours d'agir en sens inverse avec les deux mains en même temps. A chaque séance, le procédé sera répété huit à dix fois; plus tard on pourra, sans inconvénient, le répéter dix à vingt fois.

La tension est de toutes les manipulations celle qui exige le plus de soin et de prudence, le plus d'acuité tactile, le plus de sûreté de main, l'appréciation la plus exacte de la force à déployer. Toute maladresse pourrait aboutir à un accident grave. On veut rendre plus souples et plus extensibles qu'ils ne le sont sans les faire disparaître des tissus organisés; il faut éviter avant tout leur rupture. La tension est indiquée, toutes les fois qu'on se trouve en présence d'adhérences de toute forme et de toute consistance; elle l'est également lorsqu'il existe dans l'épaisseur des ligaments larges des produits inflammatoires anciens rétractés ou non; on peut ici la faire seule ou en même temps que le pétrissage.

Les déplacements des organes pelviens sont des conséquences naturelles et fréquentes de la présence des exsudats; on se sert assez souvent de l'utérus comme levier pour la tension; ce n'est guère possible pour les autres organes.

Nous nous sommes placés dans l'hypothèse la

plus simple; nous avons supposé que la sensibilité des malades n'était pas telle qu'il fût impossible de faire une exploration complète et que l'exsudat pouvait être atteint par voie abdominale avec la main.

Les recherches sont parfois si douloureuses pour les malades qu'on ne peut pas se rendre bien compte de l'état de l'utérus et de son voisinage. On est obligé dans certains cas de recourir à la narcose chloroformique. C'est une mesure extrême à laquelle on ne doit songer que quand on ne peut pas faire autrement.

Si encore, après avoir eu raison de tous les obstacles, on pouvait se dire qu'on a désormais le moyen de faire un examen aussi méthodique que possible! mais ce n'est pas le cas. La constatation des symptômes objectifs ne suffit pas toujours : les modifications locales de la sensibilité présentent un intérêt sémiotique de premier ordre : souvent elles seules renseignent sur l'âge de l'exsudat et de la disparition des phénomènes aigus.

A défaut de ces notions, on peut parfaitement méconnaître de petits foyers de péritonite chronique nettement limités, dont il est indispensable pourtant de tenir compte dans le traitement.

Le meilleur moyen d'atténuer la sensibilité au début et de rendre l'exploration plus facile, c'est de masser la paroi abdominale seule (1).

Massage par voie rectale. — Dans bien des conditions, la voie rectale est préférable à la voie vagi-

(1) L'exploration pendant le narcose est encore préférable.

nale; dans d'autres, elle est la seule qu'on puisse choisir. Chez les vierges, il est impossible de faire du massage pelvien autrement que par voie rectale : du reste avec un peu d'habitude on acquiert des notions très précises sur l'état des organes accessibles. La voie rectale est encore la voie d'élection toutes les fois qu'on doit agir sur un exsudat du cul-de-sac de Douglas; sur ceux qui sont placés très haut du côté de la fosse iliaque, sur les ovaires adhérents à la paroi postérieure du bassin, tombés vers le plancher pelvien inférieur et fixés dans cette situation par des adhérences. La voie rectale ne présente pas plus de difficultés que la voie vaginale; on introduit l'extrémité de l'index comme pour le toucher, puis on le dirige vers la paroi rectale antérieure et on agit pour l'exploration ou le massage comme par la voie vaginale; c'est-à-dire qu'on se sert du doigt rectal comme point d'appui, de manière à rapprocher l'exsudat des doigts agissant du côté de la paroi abdominale ou *vice versa*. Il exerce ainsi un rôle actif et passif dans le pétrissage et la tension.

Malning. — Une manœuvre à laquelle Brandt attache une grande importance ne peut être appliquée que par le rectum; il l'appelle *malning* : la malade est placée dans le décubitus dorsal, les jambes repliées sur les cuisses et les cuisses repliées sur le bassin; dans quelques cas, la station verticale est indispensable. Le médecin introduit l'index dans le rectum et avec la dernière phalange fait des frictions douces et graduées à la surface de l'exsudat; le malning, n'est donc en réalité qu'un effleurage médiat, puisque entre le doigt agissant et le tissu dont on veut provoquer la résorption se trouve la paroi rectale et une couche plus ou moins épaisse de tissu cellulaire. Quand la sensibilité est diminuée, ce qui arrive d'habitude après quelques séances, on peut presser plus fort : le malning tient alors de la friction.

Les malades accusent quelquefois une douleur assez vive dans la fesse et la cuisse : elle indique que l'on est relativement rapproché du plexus sacré ou que l'on a touché quelques-uns de ses filets. Lorsque l'attention a été attirée de ce côté, il est facile d'épargner ces douleurs aux patientes; il suffit d'éviter la région dont l'excitation la provoque. Cette forme de massage est très utile lorsque les exsudats siègent dans le cul-de-sac de Douglas; grâce à elle on parvient presque toujours à provoquer leur résorption et à rendre sa mobilité à l'utérus plus ou moins fixé.

Comme dans la metrique chronique, la période menstruelle exerce une influence favorable sur la résorption de l'exsudat; souvent nous sommes heureux de constater, en reprenant le traitement après l'interruption causée par elle, que l'état local s'est spontanément amélioré. Brandt et Niessen de Christiania ont cru qu'on pouvait tirer parti de cette heureuse influence d'un processus physiologique; il suffirait pour cela de continuer les manœuvres pendant les règles. Elles n'auraient pas plus de dangers à ce moment qu'à un autre; en faisant des séances un peu plus courtes, en procédant avec une extrême douceur, on pourrait suivre le traitement sans interruption, profiter à la fois des avantages propres qu'il possède et de ceux de la période menstruelle.

Je suis moins convaincu que Brandt des avantages de cette manière d'agir. La menstruation est un temps de nutrition locale active, exagérée même. Il ne faut pas trop compter sur les phénomènes qui l'accompagnent.

Le massage pelvien est le procédé thérapeutique directement applicable dans les affections du voisinage de l'utérus et de ses annexes, la gymnastique a des indications différentes. Cette manière de voir est la mienne, car un des meilleurs arguments que nous ayons fait valoir en faveur du massage, c'est que c'est une médication topique, applicable au siège même de la lésion; nous sommes en présence d'un processus morbide sans tendance à la rétrocession; d'un exsudat inflammatoire occasionnant des troubles locaux et éloignés; il faut que cet exsudat disparaisse. Je crains qu'une manœuvre indirecte, si judicieuse qu'on la suppose, n'agisse pas d'une façon suffisamment précise pour être efficace; je m'explique difficilement comment des mouvements coordonnés des jambes, des cuisses et de la colonne vertébrale peuvent retentir sur une zone peu étendue d'infiltration inflammatoire du cul-de-sac de Douglas et des ligaments larges ou sur une périovarite. On nous répond que nous devons nous incliner devant les faits; malheureusement pour cette preuve expérimentale, on peut lui en opposer une autre tout aussi expérimentale. Les affections que Brandt et ses élèves guérissent avec le massage et la gymnastique suédoise, nous les guérissons aussi vite et aussi bien qu'eux avec le massage sans gymnastique. Le résultat le plus clair de la combinaison des deux méthodes c'est qu'elles prolongent les séances et fatiguent inutilement les malades.

Je ne veux pourtant pas proscrire absolument la gymnastique; elle peut être utile quand la cure par le massage est finie. Chez bon nombre de malades, les phénomènes généraux deviennent à un certain moment presque aussi inquiétants que les accidents locaux. Sous l'influence de souffrances de longue durée, de pertes rouges et blanches répétées, elles s'anémient et tombent dans un état de langueur cachectique les rendant incapables d'un travail soutenu. Quand l'exsudat pelvien a disparu et que l'amélioration subjective, tout en étant très visible ne répond pas encore à ce qu'on attendait, c'est le moment d'en appeler aux méthodes adjuvantes; la gymnastique suédoise est une des meilleures.

On préviendra les malades que la sensibilité des parties massées est presque toujours exagérée après les premières séances. Cette exagération disparaît vite et, au bout de huit à dix jours, elle fait place à une diminution.

Dans les cas un peu difficiles, le masseur fera bien de se tenir debout, le buste demi-fléchi. C'est dans cette position qu'il peut développer le plus de force avec le moins de fatigue. Cette considération a sa valeur, car il faut parfois agir avec une grande énergie, surtout lorsque les exsudats sont anciens et que les conditions physiques sont peu favorables.

D'habitude je ne fais qu'une séance par jour; il

serait à désirer qu'on pût en faire deux ou même trois quand on est en présence d'exsudats anciens, très durs et à peine sensibles.

Le traitement dure de quatorze à quatre-vingt-dix jours ou plus longtemps; la durée moyenne est de trois à six semaines. Les résultats qu'il donne dans les paramétrites sont au moins aussi bons, meilleurs même que dans les métrites.

Les gros exsudats sont les plus rebelles; on pourrait peut-être les faire entièrement disparaître au moins dans certains cas, en massant avec une seule main ou avec les deux par la paroi abdominale; il est bien rare, qu'à un moment donné, lorsque le volume de l'exsudat est suffisamment diminué, on ne soit pas obligé de placer les doigts comme nous l'avons dit, dans le rectum ou le vagin, pour servir d'appui et contrôler la force déployée par la main qui masse à l'extérieur.

Les accidents suivent d'habitude lors de leur disparition le même ordre que lors de leur apparition. Le mal de reins est souvent plus tenace que tout le reste; le nervosisme et les phénomènes réflexes sont également rebelles. La constipation cesse vite; tous ceux qui ont l'expérience du massage pelvien ont fait la même remarque; j'ai vu des femmes qui depuis des années ne pouvaient pas aller à la garde-robe sans lavements ou sans purgatifs, avoir des selles spontanées quotidiennes et indolentes après deux ou trois semaines de massage; cette remarque s'applique surtout aux exsudats de cul-de-sac de Douglas; il n'existe aucune proportion entre l'amélioration du fonctionnement de l'intestin et la diminution de la masse morbide.

L'amélioration générale est aussi sensible; beaucoup des personnes traitées souffraient tellement, elles étaient si affaiblies que c'est à peine si elles se tenaient debout; elles étaient presque toujours agréablement surprises en s'apercevant au bout de trois à quatre semaines qu'elles pouvaient vaquer à leurs occupations et faire de longues courses à pied. Notons que presque toutes ces femmes avaient subi de nombreux traitements; que la plupart d'entre elles essayaient le massage en dernier ressort, par acquit de conscience; elles n'avaient qu'un vague espoir d'obtenir une guérison radicale et prompte par ce moyen; il guérit c'est sa raison d'être; plus on ira, plus il gagnera du terrain. Devant les succès les préventions finiront par céder.

Nous allons maintenant passer en revue les principales affections du voisinage de l'utérus dans lequel nous l'avons appliqué.

PARAMÉTRITES ET PÉRIMÉTRITES. — *Distinction des deux affections.* — On appelle paramétrite ou cellulite l'inflammation du tissu cellulaire du bassin, périmétrite l'inflammation du péritoine pelvien. Les origines de ces affections sont les mêmes, mais leurs lésions et leurs conséquences sont différentes; l'une et l'autre ne se comportent pas de la même manière par rapport au traitement; la périmétrite est productive et néo-membraneuse; il est rare qu'elle existe sans déterminer la formation d'adhérences, d'épaississements organisés difficiles à faire disparaître; la paramétrite est parfois constituée par une simple infiltration du tissu conjonctif pelvien; la transformation fibreuse correspond au degré le plus avancé. La dissociation de la périmétrite et de la paramétrite indispensable au point de vue clinique et thérapeutique est artificielle et ne correspond qu'au stade chronique du processus.

Variétés d'après le siège. — L'étendue, le siège, la forme, la consistance des exsudats varient beaucoup. J'en ai rencontré d'un volume tel qu'ils remplissaient le bassin. Le rectum, complètement entouré de masses dures, n'avait plus qu'une lumière à peine suffisante pour le passage des matières fécales. La forme des exsudats est variable comme le reste : elle est parfois difficile à déterminer.

Il y a deux guérisons à proprement parler : celle que constate le médecin et celle qu'annonce la malade. Par malheur la première n'est pas toujours sous la dépendance complète et absolue de la seconde. Lorsque la malade complètement débarrassée des symptômes qu'elle éprouvait se déclare guérie parce qu'elle ne souffre plus, parce qu'elle reprend de l'embonpoint, parce qu'elle peut aller et venir, s'acquitter sans peine de ses occupations courantes, le médecin constate avec regret que souvent un reliquat inflammatoire persiste. Chez les personnes patientes, qui préfèrent se soumettre plus longtemps au traitement que de garder une lésion locale qui, si légère qu'elle soit, les exposera toujours un peu aux récidives, on finit souvent par avoir raison de tout. Il est rare de rencontrer une femme raisonnant de la sorte, surtout dans les classes populaires; on a beau exposer nettement la situation aux patientes et leur montrer les points noirs restant pour l'avenir, la plupart répondent que la guérison telle qu'elle est leur suffit; elles espèrent que les prévisions pessimistes ne se réaliseront pas, qu'elles ne reverront plus jamais d'accidents semblables à ceux dont elles ont été débarrassées. La suite leur donne parfois raison; j'ai vu des femmes, chez lesquelles on avait dû laisser un reliquat inflammatoire, plusieurs années après la fin de la cure, elles n'avaient rien perdu des bons résultats obtenus. Il est bon toutefois de ne pas déclarer le traitement fini trop tôt. Attendons toujours la prochaine période menstruelle; parfois à ce moment des femmes qui allaient très bien et se croyaient à l'abri de tout ont une sorte de retour offensif; en général il n'a aucune gravité et ne prolonge le traitement que d'une manière insignifiante.

CHANGEMENTS DE DIRECTION ET DE SITUATION DE L'UTÉRUS. — Dans les observations qui sont contenus dans mon ouvrage sur le *Massage dans les affections du voisinage de l'utérus et de ses annexes*, il a été souvent question de rétroflexion ou de latéroflexion, de rétroversion et de latéroversion. Comme ces modifications sont le plus souvent la conséquence de rétractions des brides inflammatoires et que ces brides elles-mêmes sont des produits de la périmétrite ou de la paramétrite, il m'a paru bon d'en répéter l'étude à la suite de celle de l'affection génératrice. Il sera plus facile de comprendre leur importance au point de vue du massage; de voir quelles indications particulières peuvent être tirées de cette circonstance et quels résultats on est en droit d'attendre du traitement.

Je ne dirai rien des latéro-flexions ou des latéro-versions qui ne produisent pas de symptômes.

Le masseur n'a pas à se préoccuper des lésions insignifiantes qui n'ont pour les malades à peu près aucun inconvénient; ce qui l'intéresse, ce sont les brides peu extensibles, les cordons, les membranes, les masses calleuses; certains de mes confrères endorment les malades et les déchirent. Cette conduite me paraît si hardie, que je ne l'ai jamais imitée et je ne conseille à personne de l'imiter. Les tensions énergiques que Schultze a recommandées il y a plusieurs années et que l'on fait pendant la narcose chloroformique, me paraissent exposer souvent, sinon toujours, à ces déchirures que je redoute. On agit comme pour le massage par l'abdomen en même temps que par le vagin ou le rectum, mais avec une énergie singulièrement rapprochée de la violence. Si précis que soit le diagnostic, si exercé que soit le toucher, il est impossible de faire les manœuvres avec une précision telle qu'on soit sûr de ne pas dépasser le but. J'aime mieux procéder avec lenteur et méthode, la malade restant éveillée, parce que sa sensibilité est un guide presque infaillible. On peut toujours savoir jusqu'à quel point elle est surexcitée, ne fût-ce qu'à l'expression de la physionomie lorsque la patiente est assez courageuse, pour supporter les manœuvres sans se plaindre. On a de la sorte une indication utile montrant qu'à un certain moment il faut s'arrêter si l'on ne veut pas produire un allongement brusque et souvent une déchirure profonde; Prochownik a vu quelquefois des poussées aiguës

de périmétrite circonscrite chez les malades qu'il traitait; il est persuadé qu'elles étaient dues à des ruptures d'adhérences; ces ruptures ne se seraient certainement pas produites si les malades eussent été éveillées. Heureusement ces accidents ont guéri très vite et n'ont jamais eu de suites fâcheuses.

On distend peu à peu l'adhérence sur l'extrémité de l'index sans aller trop loin à chaque séance; tendre ne doit en aucun cas vouloir dire rompre; quand on a réussi à gagner quelque chose, si peu que ce soit, c'est suffisant: cela prouve qu'avec de la patience on parviendra sans faire courir de danger à la malade au point où l'on veut arriver. Cette manipulation est répétée plusieurs fois dans chaque séance; elle comporte un peu d'irritation locale dont on atténue les effets par des frictions légères faites dans la direction de l'adhérence et au-dessus d'elle.

Il va sans dire que la rapidité avec laquelle on obtient le résultat attendu est inversement proportionnelle à l'âge et à la ténacité de l'adhérence; si elle est molle, extensible, il suffit parfois de quelques séances. Les adhérences très fermes exigent plus de persévérance. Il vaudrait mieux ne pas commencer le traitement si l'on était découragé, parce que l'effet tarde à se produire; on ne saurait dire combien de séances, combien de jours l'attente se prolongera; à cet égard, il n'y a qu'un guide, l'expérience. J'ai rencontré assez souvent des brides dures, compactes, ayant amené une telle fixation de l'utérus que je me demandais si c'était vraiment la peine d'essayer de les distendre. Après de nombreuses séances je suis parvenu à les allonger suffisamment pour obtenir une rectification de position et une mobilité suffisante(1); j'y suis parvenu même sans essayer d'utiliser, comme Brandt, la diminution temporaire de consistance qui correspond parfois à l'époque des règles.

Il ne faut pas de tensions trop fortes, il n'en faut pas de trop prolongées; sans cela on produirait une irritation locale et générale inutile. L'excès contraire doit être également évité si l'on cesse la manœuvre aussitôt que l'extrémité de l'index a touché la bride à distendre, autant vaut ne rien faire.

La direction de force doit être verticale par rapport à la paroi pelvienne. On comprend qu'une adhérence d'une certaine étendue ne doit pas être attaquée en totalité en une seule fois; je m'occupe d'abord d'une partie, puis, lorsque je suis arrivé à un certain degré d'élongation, je passe à une autre; cette remarque s'applique à toutes les adhérences, même à celle des trompes et des ovaires dont je parlerai plus tard.

Je traite les patientes éveillées; je n'oserais affirmer qu'en agissant de la sorte on est à l'abri de toute surprise. La sensibilité de la malade n'est pas seule en cause; le sens musculaire du médecin tient une place au moins égale pour l'appréciation de la force à déployer; quand on commence, ce sens n'a pas toujours le degré d'acuité qu'il acquerra plus tard; on n'arrive pas du premier coup

(1) Les cordons cèdent, s'allongent, mais il est très rare qu'ils se résorbent. J'ai obtenu parfois un allongement tel qu'un utérus, fixé auparavant en rétroversion par des brides du cul-de-sac de Douglas, pouvait par le traitement être ramené au moins pour un moment en position normale ou même en antéversion légère.

à l'appréciation presque instinctive du point qu'il n'est pas permis de dépasser si l'on ne veut rien rompre. Les accidents, lorsqu'il s'en produit, son insignifiants, vous n'avez guère que des irritations locales passagères; dans les cas les plus graves, une poussée de péritonite pelvienne extrêmement circonscrite; on en a raison par les moyens habituels et l'interruption du traitement qui s'impose de ce chef est généralement courte.

Les *adhérences du fond de l'utérus et de la symphyse pubienne*, sont rares et se produisent à la suite de périmétrites précervicales. Ce sont d'ordinaire des adhérences dures et serrées qui immobilisent l'utérus en antéflexion. On ne peut guère agir efficacement sur elles qu'avec le pouce introduit dans le vagin, l'ongle tourné vers la symphyse, la distension portera autant que possible sur toute la largeur; si le cas est un peu difficile on fera bien de faire garder à la malade la station verticale. Le médecin est assis en face d'elle, le coude gauche appuyé sur sa cuisse gauche; en soulevant graduellement la jambe il exerce une pression lente, continue, mais suffisamment énergique sur l'adhérence (1). Dès que, grâce aux tensions répétées pendant quelque temps, celle-ci cède en partie, la matrice reprend une telle mobilité que les doigts de l'autre main agissant par la paroi abdominale peuvent s'avancer en avant de sa surface antérieure à la rencontre du pouce (2). A ce moment on fera

(1) On gagne ainsi de la force; on se fatigue moins vite et on contrôle mieux la force déployée.

(2) Dans les conditions physiologiques mêmes la rencontre du pouce et de l'autre main est facile parce qu'elles

coucher la malade et la tension sera continuée avec les deux mains; il est bon de saisir si l'on peut le fond de l'utérus avec la main libre et de lui imprimer avec précaution des mouvements doux et gradués en arrière. Pour faciliter les mouvements de bascule, vous ferez bien de repousser le col en avant à l'aide de deux doigts placés dans le cul-de-sac postérieur.

Ces manipulations de tension sont énergiques, mais les adhérences contre lesquelles on les dirige sont parfois si tenaces qu'il faut jusqu'à deux mois pour que l'utérus reprenne sa mobilité.

Les *déviations latérales* sont très fréquentes; leur traitement par la distension des brides ne présente rien de particulier (1). Il est plus difficile lorsqu'elles sont combinées à des déviations en arrière (flexions ou versions), produites par des adhérences; les circonstances sont encore moins favorables quand elles sont bilatérales, difficiles à tendre, et que l'intervention par la paroi abdominale est très aléatoire. Il faut de la sagacité et du sens clinique pour savoir par où et comment on commencera à les attaquer; il faut que la malade ait confiance dans la méthode, et une longue persévérance. J'ai eu en traitement plusieurs personnes

ne sont séparées que par la paroi abdominale, la paroi antérieure du vagin et la vessie.

(1) On introduit deux doigts ou un seul soit dans le vagin soit dans le rectum, en arrière des reliquats inflammatoires, tandis que l'autre main opère, quand c'est possible, à travers la paroi abdominale pour exécuter simultanément le massage. On peut également se servir de l'utérus comme d'une sorte de levier; on le saisit le plus haut que l'on peut, et on le refoule sans violence dans un sens opposé à la rétraction cicatricielle.

affectées de cette manière et jamais ma patience n'a été mise à une plus rude épreuve ; trois mois sont quelquefois nécessaires pour arriver à un résultat; les manœuvres sont douloureuses , très fatigantes. On n'obtient le plus souvent qu'une mobilité relative ; quand on peut faire arriver le fond de l'utérus jusqu'au niveau du promontoire ou plus loin, c'est déjà beaucoup(1); ce résultat n'est pas à dédaigner, tout incomplet qu'il est ; lorsque j'ai pu l'obtenir j'ai presque toujours constaté avec une vive satisfaction que les malades étaient débarrassées de la plupart des accidents dont elles se plaignaient auparavant.

La matrice peut être en arrière fixée des bandes minces ou larges ; dans le premier cas, les conditions sont bonnes ; elles ne le sont pas dans le second ; les obstacles qui se présentent alors sont parfois insurmontables.

Voici comment je procède dans le premier cas : la malade étant couchée, j'introduis l'index droit jusqu'au dessus du rétrécissement normal que présente le rectum de manière à distendre les cordons fibroïdes ; avec ce même doigt, je refoule l'utérus de temps en temps en avant, tout en changeant de place d'un moment à l'autre. Lorsque les adhérences sont assez étendues pour que l'utérus soit susceptible de réduction, je le saisis avec la main et je continue à m'en servir comme d'un levier pour compléter la tension.

Dans les cas légers je réussis souvent à rendre

(1) On fera bien de ce moment, pour exercer une tension sur les adhérences des deux cotés, en portant l'utérus directement en avant.

à l'utérus sa mobilité au bout de quinze jours ou trois semaines. Il arrive parfois que les résultats sont moins favorables; on ne réussit après une intervention assez longue qu'à faire céder quelques adhérences (1). Ce résultat partiel suffit pour que les symptômes subjectifs s'améliorent.

Il n'y a rien de bon à obtenir dans les cas d'*adhérences larges recto-utérines* : la matrice n'est pas trop difficile à porter en avant; malheureusement sous l'influence de la traction exercée par les fibres du rectum, elle reprend presque aussitôt son ancienne position. En pareil cas, je suis de point en point les conseils de Brandt. La main saisit le fond de l'utérus, par la paroi abdominale; on la glisse aussi loin qu'on peut le long de la paroi postérieure du bassin, jusqu'à ce qu'elle rencontre l'adhérence au point où elle s'insère sur le rectum. Les deux doigts vaginaux (2) fixent le col et le refoulent en haut et en avant. A ce moment, on fait par voie abdominale et avec l'extrémité des doigts de petites frictions en suivant de près la paroi supérieure de l'utérus, de manière à refouler en bas cette paroi doublée du rectum; la même main repousse le corps en avant. Il est indispensable d'éviter toute violence; cette manœuvre est fatigante; elle exige de temps en temps un peu de repos.

On détache complètement l'adhérence (c'est très rare); on ne détache rien (cela arrive); dans la

(1) On peut faire prendre à la malade la position génu-cubitale et refouler l'utérus avec l'index (en avant et en bas); pour faciliter cette manœuvre on pousse en même temps avec le doigt le col en haut et en avant.

(2) Les doigts sont croisés de manière que le col se trouve fixé comme par un pessaire en 8.

plupart des cas on n'aboutit qu'à une libération partielle; si les lésions persistent leurs conséquences peuvent être heureusement atténuées lorsque le processus initial est fini.

Maladies des trompes et des ovaires. — Toutes les fois qu'il est question de traiter par le massage une affection péri-utérine, il faut être bien renseigné sur l'état de la trompe et de l'ovaire; ce n'est pas toujours facile ; on trouve parfois vers l'un des côtés de la cavité pelvienne une masse conglomérée, dont il est difficile de préciser la nature. Le traitement est un moyen de diagnostic ; à mesure que la résorption de l'exsudat s'accuse, les différentes parties réunies primitivement en une masse unique se dissocient et s'isolent et alors il est souvent possible de reconnaître la trompe, l'ovaire, une anse intestinale ; en combinant la tension faite avec les précautions que j'ai dites au pétrissage, vous obtenez des résultats inattendus, et vous réussissez dans plus d'un cas à rendre aux organes leur mobilité.

Que doit-on faire lorsqu'on reconnaît la trompe et lorsque cette trompe est malade? Brandt croit qu'on peut tenter le massage dans les cas de *salpingite catarrhale*; il fait des malaxations légères de dehors en dedans, c'est-à-dire de l'orifice abdominal vers l'orifice utérin. Je n'ai pas appliqué jusqu'ici ce procédé car je m'en défie; il est difficile de dire ce qu'il y a dans une trompe dilatée; souvent les chirurgiens qui croyaient intervenir par une hydrosalpinx de faible ou de moyen volume se sont trouvés en présence d'une véritable collection purulente. Il est aussi difficile de pouvoir affirmer que l'écoulement aura lieu directement de la trompe dans l'utérus, que pas une goutte ne sortira dans l'abdomen; le péritoine peu tolérant pour les liquides de toute nature réagit d'une manière particulièrement défavorable quand on refoule du pus dans sa cavité. Brandt n'a pas recommandé cette manipulation avec la même conviction que les autres; si l'effet tarde à se produire, il cesse. J'ai cru jusqu'ici qu'il valait mieux ne pas commencer, qu'on risque trop pour un résultat aléatoire.

Je suis moins affirmatif dans les cas de *salpingite chronique* accompagnés seulement d'une dilatation insignifiante des trompes. Si elles renferment du liquide, ce liquide est en petite quantité; le massage est alors inoffensif et il donne de bons résultats. J'ai vu souvent ces salpingites disparaître sans intervention directe lorsque le catarrhe utérin était guéri; les mêmes modifications peuvent se produire dans les salpingites formant tumeur. Dans une de mes observations la trompe avait le volume de l'index; elle adhérait à la paroi abdominale; aucun phénomène ne semblait se rattacher à cette particularité. Dans les *salpingites interstitielles* avec augmentation d'épaisseur et de densité des parois, le massage réussit.

Les *adhérences tubaires* sont de celles qu'il ne faut pas trop malmener; on ne saurait prendre trop de précautions pour les détacher ou les étendre si l'on ne veut pas s'exposer à des ruptures de la trompe, à des irritations du péritoine. On introduit pour cela les doigts très haut dans le rectum, en arrière de la trompe ; on évite tant qu'on peut de presser sur elle, et on tâche d'arriver aux adhérences ; l'orsqu'on y est, on laisse le doigt fixe, tandis qu'on exerce des tractions légères par la paroi abdominale ; il est possible d'opérer en sens contraire et s'alterner. On masse ensuite l'adhérence dans la même séance ; on finit par des manipulations légères et superficielles destinées à calmer l'irritation produite par les précédentes ; il est indispensable de se tenir le plus près possible de la trompe, sans cela le massage et la distension auraient autant de chances de porter sur le péritoine que sur l'adhérence proprement dite. La trompe ne doit en aucun cas servir de levier pour la rectification des déviations utérines (1).

Les résultats du massage dans les affections de l'ovaire ne sont pas comparables à ceux qu'on a obtenus dans les paramétrites. Rarement, sauf dans les cas récents, il ne donne de guérisons proprement dites, c'est-à-dire avec *restitutio ad integrum* ; dans les cas anciens si l'on obtient une diminution ou une disparition de la douleur, il faut s'en contenter. L'ovaire devient presque toujours moins gros sous l'influence du traitement, il est rare qu'il reprenne son volume primitif ; lorsqu'il est plus dur qu'à l'ordinaire nous constatons souvent une diminution de consistance ;

(1) L'ovaire se prête mal à ces interventions ; le péritoine pariétal peut se déplacer sur le tissu conjonctif sous-jacent, les expériences de Ziegenspeck l'ont démontré.

par le massage on atténue surtout la sensibilité exagérée qui tient à la périovarite. Le traitement peut durer deux mois ou même plus longtemps surtout lorsqu'il y a en même temps des adhérences. On les détachera comme celles de la trompe. C'est difficile, lorsque l'ovaire est fixé très haut dans le bassin au voisinage du promontoire : même après beaucoup de travail on n'arrive qu'à une élongation légère, quand on arrive à quelque chose. La tension devient plus difficile lorsque les ovaires tombés dans le cul-de-sac de Douglas y ont contracté des adhérences; les conditions sont alors défavorables à moins que les adhérences soient très faibles et que dès le début elles puissent subir un déplacement favorable à la tension; dans le cas contraire, il n'y a pas grand chose à espérer (1).

Rapports des affections chroniques de l'utérus avec les accidents consécutifs. — Il est extrêmement rare que dans les paramétrites ou les périmétrites chroniques l'utérus soit complétement indemne. Presque toujours il y a des désordres, ne fût-ce que ceux qui résultent d'une stase veineuse persistante. Cette stase se produit fatalement toutes les fois qu'il existe un exsudat un peu volumineux et dur dans l'épaisseur du ligament large; toutes les fois que du tissu fibroïde comprime des veines d'un certain volume. La tuméfaction, l'engorgement chronique de l'utérus correspondent à cette

(1) Les adhérences à la paroi antérieure de l'abdomen sont également très difficiles à atteindre; cela tient probablement, comme le dit Brandt, à ce qu'il est impossible de les aborder en arrière.

phase. Ce sont là des accidents consécutifs qui disparaissent lorsque, grâce au massage et à la distension, on a ramené à peu près les organes à leurs rapports normaux et qu'on a fait cesser les compressions. En règle générale la guérison de la périmétrite ou de la paramétrite est suivie de la disparition ou d'une diminution des accidents qui tiennent à la congestion passive de l'utérus; on est même souvent surpris de voir des ulcérations qui avaient résisté à tous les traitements disparaître spontanément. Si pourtant cet état de congestion persistante a amené une augmentation de consistance de l'organe, il est difficile d'obtenir sa diminution sans un massage à part.

Le *catarrhe utérin* est encore une des complications habituelles des affections du voisinage. J'ai traité beaucoup de malades chez lesquelles on avait fait le curettage; elles avaient été enthousiasmées parce que cette opération leur avait procuré une amélioration souvent de plusieurs mois. Le désenchantement était venu après la récidive; je ne veux pas dire qu'on n'en observe jamais après le massage, mais elles sont moins fréquentes, moins rebelles et il n'est pas nécessaire d'entreprendre une opération pour les combattre.

FIN

TABLE DES MATIÈRES

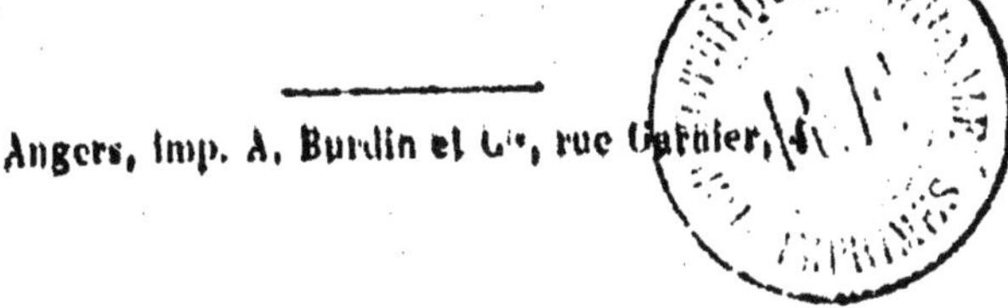
Angers, imp. A. Burdin et Cie, rue Garnier, 4.

MANUEL DU MÉDECIN PRATICIEN

Par le professeur **Paul LEFERT**

12 volumes in-18, cartonnés, prix de chaque volume : 3 fr.

La pratique journalière de la médecine dans les hôpitaux de Paris (Maladies microbiennes et parasitaires. — Intoxications. — Affections constitutionnelles). 1895, 1 vol. in-18, 300 pages, cart. . . . . 3 fr.

La pratique journalière de la chirurgie dans les hôpitaux de Paris. 1894, 1 vol. in-18, 324 pages, cart. . . . . 3 fr.

La pratique gynécologique et obstétricale dans les hôpitaux de Paris. 1893, 1 vol. in-18, 308 pages, cart. . . . . 3 fr.

La pratique dermatologique et syphiligraphique dans les hôpitaux de Paris. 1893, 1 vol. in-18, cart. . . . . 3 fr.

La pratique des maladies des enfants dans les hôpitaux de Paris. 1894, 1 vol. in-18, 300 pages, cart. . . . . 3 fr.

La pratique des maladies du système nerveux dans les hôpitaux de Paris. 1894, 1 vol in-18, cart. . . . . 3 fr.

La pratique des maladies de l'estomac et de l'appareil digestif dans les hôpitaux de Paris. 1894, 1 vol. in-18, 288 pages, cart. . . . . 3 fr.

La pratique des maladies des poumons et de l'appareil respiratoire dans les hôpitaux de Paris. 1894, in-18, cart. 3 fr.

La pratique des maladies du cœur et de l'appareil circulatoire dans les hôpitaux de Paris. 1895, 1 vol. in-18, 300 pages, cart. . . . . 3 fr.

La pratique des maladies des voies urinaires dans les hôpitaux de Paris. 1894, 1 vol. in-18, 300 pages, cart. . . . . 3 fr.

La pratique des maladies des yeux et des oreilles dans les hôpitaux de Paris. 1895, 1 vol. in-18, 288 pages, cart. 3 fr.

La pratique des maladies du larynx, du nez et de la bouche dans les hôpitaux de Paris. 1895, 1 vol. in-18, 288 pages, cart. . . . . 3 fr.

M. le professeur P. Lefert a réuni sous un petit volume un nombre considérable de faits; par leur choix et par leur disposition, il a rempli une triple indication :

1° Fournir au médecin éloigné des grands centres hospitaliers un guide sûr qui, par la facilité des recherches et la simplicité de l'exposition, lui permette de trouver rapidement la solution des difficultés qu'il a à surmonter, en s'appuyant sur les conseils de maîtres dont le nom fait autorité;

2° Donner au médecin instruit un moyen de se remémorer les enseignements reçus dans les hôpitaux;

3° Permettre de se rendre un compte exact de l'état d'une question par l'exposé des principales opinions émises sur ce sujet, et de retrouver l'opinion de tel ou tel médecin, grâce à la disposition pratique donnée à la table des matières et à celle des auteurs.

Chaque volume renferme, sur les cas les plus nouveaux et les plus variés, plus de 400 consultations précises, disant tout ce qu'il est important d'avoir présent à la mémoire.

Cette collection rendra de grands services, au point de vue pratique et scientifique.

MANUEL DU DOCTORAT EN MÉDECINE

Par le professeur **Paul LEFERT**

21 volumes in-18, cartonnés. Prix de chaque volume : 3 fr.

1er Examen.

Aide-mémoire de physique médicale. 1 vol. in-18 . . . . 3 fr.

Aide-mémoire de chimie médicale. 1 vol. in-18, 288 pages. . . . . 3 fr.

Aide-mémoire d'histoire naturelle médicale, 1 vol. in-18. . . . . 3 fr.

2e Examen.

Aide-mémoire d'anatomie à l'amphithéâtre, dissection et technique microscopique, anthrologie, myologie, angéiologie, névrologie et découvertes anatomiques. 1 vol. in-18, 288 pages . . . . 3 fr.

Aide-mémoire d'histologie, d'anatomie (ostéologie, splanchnologie et organes des sens), *et d'embryologie.* 1 vol. in-18, 270 pages. . . . . . 3 fr.

Aide-mémoire de physiologie. 1 vol. in-18, 280 pages . . . . 3 fr.

3e Examen.

Aide-mémoire de pathologie générale et de bactériologie. 1 vol. in-18, 288 pages . . . . 3 fr.

Aide-mémoire de pathologie interne. 1 vol. in-18, 296 pages. . . . . . 3 fr.

Aide-mémoire de pathologie externe. 1 vol. in-18, 312 pages. . . . . 3 fr.

Aide-mémoire de chirurgie des régions. Tome I. (Tête, Rachis, Cou, Poitrine, Abdomen). 1 vol. in-18 . . . . 3 fr.

Tome II (Organes génito-urinaires, Membres). 1 vol. in-18 . . . . 3 fr.

Aide-mémoire de médecine opératoire. 1 vol. in-18. . . . . 3 fr.

Aide-mémoire d'anatomie topographique. 1 vol. in-18. . . . . 3 fr.

4e Examen.

Aide-mémoire de thérapeutique. 1 vol. in-18, 276 pages. . . . . 3 fr.

Aide-mémoire de pharmacologie et de matière médicale. 1 vol. in-18, 288 pages . . . . 3 fr.

Aide-mémoire d'hygiène et de médecine légale. 3e édition, 1893, 1 vol. in-18, 272 pages. . . . . 3 fr.

5e Examen.

Aide-mémoire d'anatomie pathologiquee, d'histologie pathologique et de technique des autopsies. 1 vol. in-18, 280 pages. . . . . 3 fr.

Aide-mémoire de clinique médicale et de diagnostic. 1 vol. in-18, 304 pages. . . . . 3 fr.

Aide-mémoire de clinique chirurgicale, diagnostic, thérapeutique générale et petite chirurgie. 1 vol. in-18, 312 pages . . . . 3 fr.

Aide-mémoire d'accouchements. 1 vol. in-18. . . . . 3 fr.

Concours de l'Externat des hôpitaux.

Aide-mémoire de médecine hospitalière, anatomie, pathologie, petite chirurgie, 1894, 1 vol. in-18, 300 pages . . . . 3 fr.

ENVOI FRANCO CONTRE UN MANDAT POSTAL

FORMULAIRE DES EAUX MINÉRALES DE LA BALNÉOTHÉRAPIE

ET DE L'HYDROTHÉRAPIE

Par le Dr **DE LA HARPE**

Professeur de balnéologie à l'Université de Lausanne

Introduction par le Dr DUJARDIN-BEAUMETZ

Membre de l'Académie de médecine

1894. Un volume in-18 de 300 pages, cartonné.......... 5 fr.

Il faut que le médecin soit au courant des effets des eaux les plus connues pour répondre avec compétence à la demande qui lui est posée par les clients.

La première partie de ce volume comprend un résumé de *balnéothérapie générale*, suivi d'une description succincte des caractères et des indications des diverses classes d'eaux minérales, et de deux chapitres consacrés, l'un au bain de mer, l'autre à l'hydrothérapie. Ces notions préliminaires sont indispensables pour prescrire les eaux minérales d'une façon rationnelle.

La deuxième partie contient des notices sur les principales *stations balnéaires*, dont les caractères et les indications sont énumérés dans un ordre systématique.

La troisième partie enfin est constituée par l'exposé des *applications des eaux minérales dans les maladies les plus importantes.*

FORMULAIRE DES STATIONS D'HIVER, DES STATIONS D'ÉTÉ

ET DE LA CLIMATOTHÉRAPIE

Par le Dr **DE LA HARPE**

1895. Un volume in-18 de 300 pages, cartonné. . . 3 fr.

FORMULAIRE DES MÉDICAMENTS NOUVEAUX

ET DES MÉDICATIONS NOUVELLES

pour 1895

Par H. **BOCQUILLON-LIMOUSIN**

Pharmacien de 1re classe, lauréat (Médaille d'or) de l'École de pharmacie de Paris

Introduction par le Dr HUCHARD, médecin des Hôpitaux.

1 vol. in-18 de 340 pages, cartonné. . . 3 fr.

ENVOI FRANCO CONTRE UN MANDAT POSTAL

CLINIQUE CHIRURGICALE

Par **U. TRÉLAT,**

Professeur de clinique chirurgicale à la Faculté de médecine de Paris,
Chirurgien de l'hôpital de la Charité.

Leçons publiées par les soins de M. Pierre Delbet,
Préface de M. Paul Segond.

1891. 2 vol. gr. in-8 de 860 pages, avec fig............. 30 fr.

Nous recommandons la lecture de cet ouvrage à tous les médecins. La bonne distribution des leçons et la multiplicité des sujets font de ce recueil un véritable et excellent traité de pathologie et de thérapeutique chirurgicales.

Gazette médicale de Paris, 9 mai 1891.

C'est l'œuvre scientifique d'un des plus grands chirurgiens de ce siècle. Tout y est à lire et à méditer.

(*Archives générales de médecine.*)

NOUVEAUX ÉLÉMENTS DE PATHOLOGIE ET DE CLINIQUE CHIRURGICALES

Par **FR. GROSS,**

Professeur de clinique chirurgicale à la Faculté de médecine de Nancy,

J. ROHMER et **A. VAUTRIN,**

Professeurs agrégés à la Faculté de médecine de Nancy.

1893. 3 vol. in-8 .... 36 fr.

Le public médical accueillera avec faveur l'ouvrage de M. le Professeur Gross. Il tient le milieu entre le simple manuel et le traité complet. Les chapitres n'y sont pas trop résumés, ils renferment beaucoup de matières, et sont suffisants pour l'étudiant qui débute et pour le praticien qui veut se remémorer les choses. De plus l'ouvrage est fait dans un bon esprit, avec impartialité, et il est au courant de la science et des derniers travaux importants; il a l'esprit didactique. Il justifie son titre d'éléments et de pathologie et de clinique; en effet, les auteurs ont donné une grande importance à la thérapeutique, et sont entrés dans des développements plus grands que ceux que l'on trouve d'habitude dans les ouvrages de ce genre.

Dr Nicaise, prof. agrégé à la Faculté de méd., chirur. des hôpitaux de Paris.

Revue de chirurgie, juillet 1891.

MANUEL D'ASEPSIE

Stérilisation et désinfection par la chaleur,
applications à la médecine, à la chirurgie, à l'obstétrique et à l'hygiène,

Par **VINAY,**

Médecin des hôpitaux de Lyon.

1 vol. in-18 jésus de 572 pages, avec 74 fig., cart....... 8 fr

TRAITÉ PRATIQUE
DE GYNÉCOLOGIE

PAR

S. BONNET et **P. PETIT**

Ancien interne des hôpitaux de Paris — Membre de la Société gynécologique

Introduction par le Dr **A. CHARPENTIER**

Membre de l'Académie de médecine

1 volume in-8 de 804 pages, avec 297 figures, dont 90 en couleurs . . . . 15 fr.

Ce livre contient une première partie consacrée exclusivement à la clinique. Un chapitre sommaire de petite chirurgie gynécologique, une séméiologie des affections utéro-ovariennes, précèdent la description de ces affections en particulier : malformations, infections vaginales utérines, prolapsus, tumeurs utérines et annexielles, troubles nerveux, grossesse ectopique. Chacun de ces chapitres est l'objet d'un développement très exactement proportionné à son importance actuelle. Au point de vue thérapeutique, l'appréciation des diverses méthodes opératoires et surtout de leurs indications est sagement précisée, et les auteurs sont aussi éloignés des excès opératoires que des dangereuses temporisations.

Une deuxième partie est consacrée au manuel opératoire, 40 pages sur les généralités d'aseptie, et d'antiseptie, sur la pratique de l'électrisation et du massage, donnent l'état actuel de la science sur ce sujet. Elles sont suivies de la description des opérations sur la vulve, le vagin, l'utérus, et c'est là surtout que le nombre considérable des figures trouve une heureuse application. L'ouvrage se termine par le manuel opératoire des opérations transpéritonéales.

En somme, ce livre paru à un moment où le mouvement scientifique se porte vers la gynécologie, mettra à la portée d'un grand nombre de praticiens les notions cliniques et les opérations. Il sera donc consulté avec un grand bénéfice par les médecins et par les étudiants.

Dr Tuffier

Archives générales de médecine.

ENVOI FRANCO CONTRE UN MANDAT POSTAL

LA PRATIQUE DE L'ASEPSIE ET DE L'ANTISEPSIE
EN CHIRURGIE

Par le Dr **E. SCHWARTZ**

Prof. agrégé à la Faculté de méd. de Paris, chirurgien de l'hôpital Cochin.

1 vol. in-16 de 380 pages, avec 51 fig., cartonné...... . 6 fr.

C'est un excellent manuel que celui de M. Schwartz. Il rendra de réels services aux étudiants et aux médecins, parce qu'il est rédigé dans un but essentiellement clinique. Le praticien trouvera là tout ce qu'il doit savoir aujourd'hui pour opérer suivant les règles de l'antisepsie pure, soit de l'asepsie.

Dans une première partie, l'auteur traite des agents chimiques de l'antisepsie et des accidents qui résultent de leurs abus; puis des agents de l'asepsie et des moyens d'obtenir l'antisepsie et l'asepsie, la désinfection, la stérilisation, etc. La seconde partie est destinée à la description des opérations exécutées suivant l'une ou l'autre méthode. Enfin, la troisième est réservée à la technique des pansements.

L'ouvrage se termine par l'étude de l'asepsie et de l'antisepsie à la ville et sur le champ de bataille. Ce chapitre mérite tout spécialement l'attention des jeunes étudiants en médecine et des médecins de réserve. *Progrès médical.*

TRAITÉ DES MALADIES DE LA GROSSESSE
ET DES SUITES DE COUCHES

Par le Dr **VINAY**

Professeur agrégé à la Faculté de médecine de Lyon, médecin de la Maternité de l'Hôtel-Dieu.

1 vol. gr. in-8 de 836 pages, avec 91 fig............... 16 fr.

Placé depuis dix ans à la tête de l'importante maternité de l'Hôtel-Dieu de Lyon, M. Vinay a pu observer par lui-même la plupart de ces maladies. Son livre n'est donc pas un simple résumé de travaux épars un peu de tous les côtés, mais bien une œuvre d'expérience personnelle, etc.

Après un résumé sur la grossesse physiologique où sont passées en revue les découvertes récentes sur les microbes du vagin, la constitution du sang, etc. M. Vinay passe en revue les différents appareils de l'organisme : appareil génital digestif, respiratoire, circulatoire, urinaire, cutané, nerveux, puis il termine par l'étude des maladies infectieuses, avant et après l'accouchement.

L'auteur a donné un soin tout spécial aux applications thérapeutiques. C'est avant tout une œuvre clinique qui rendra aisé au médecin le traitement de maladies qu'il rencontre journellement dans sa pratique.

DICTIONNAIRE DE MÉDECINE
DE CHIRURGIE, DE PHARMACIE, DE L'ART VÉTÉRINAIRE
ET DES SCIENCES QUI S'Y RAPPORTENT

Ouvrage contenant la synonymie *grecque, latine, allemande, anglaise, italienne et espagnole*. **Dix-septième édition** (1893) mise au courant des progrès des sciences médicales et biologiques et de la pratique journalière.

Par **ÉMILE LITTRÉ**

Membre de l'Académie française et de l'Académie de médecine

1 beau vol., gr. in-8 de 1.904 pages à 2 col., avec 600 fig., cart. souple.. 20 fr.
Relié en demi-chagrin, plats toiles.................. 25 fr.

La *dix-septième édition* du *Dictionnaire de médecine* contient beaucoup d'articles nouveaux, qui n'existaient pas dans les éditions antérieures, que l'on chercherait vainement dans les dictionnaires les plus récents.

Cet ouvrage comprend la Physique et la Chimie, l'Histoire naturelle, l'Anatomie comparée, l'Anatomie humaine normale et morbide, la Physiologie, surtout au point de vue de leurs relations avec la médecine.

La Médecine et la Chirurgie proprement dites, tant sous le raprort théorique que sous le rapport pratique, les médicaments nouveaux, les opérations nouvelles, les microbes nouvellement déterminés, les maladies récemment décrites ont été l'objet d'articles importants.

L'hygiène publique et la salubrité, la prophylaxie des maladies contagieuses, les procédés de désinfection, de stérilisation, d'antiseptie, qui attirent de plus en plus l'attention, n'ont pas été omis.

Les sciences médicales et vétérinaires s'éclairant et se complétant mutuellement, l'Anatomie, la Physiologie, la Pathologie, la Thérapeutique, l'Hygiène vétérinaires sont l'objet d'articles spéciaux.

Le *Dictionnaire de médecine* de LITTRÉ donne le moyen de comprendre toutes les locutions usuelles dans les sciences médicales; il permet, par la multiplicité de ses articles, d'éviter des recherches dont l'érudition la plus vaste ne saurait aujourd'hui se dispenser; il forme en même temps une encyclopédie complète, présentant un tableau exact de nos connaissances.

NOUVEAU DICTIONNAIRE DE MÉDECINE ET DE CHIRURGIE PRATIQUES

Publié sous la direction de M. le Dr **S. JACCOUD**

Professeur à la Faculté de médecine de Paris, médecin de la Pitié

Ouvrage complet.

40 vol. in-8, comprenant ensemble 33.000 p. avec 3.600 fig. 400 fr.
Chaque volume se vend séparément.............. 10 fr.

ENVOI FRANCO CONTRE UN MANDAT POSTAL.

TRAITÉ DE CHIRURGIE

CLINIQUE ET OPÉRATOIRE

PUBLIÉ SOUS LA DIRECTION DE MM.

A. LE DENTU
Professeur de clinique chirurgicale à la Faculté de médecine de Paris, Membre de l'Académie de médecine, Chirurgien de l'hôpital Necker.

PIERRE DELBET
Professeur agrégé à la Faculté de médecine de Paris, Chirurgien des hôpitaux.

PAR MM.

ALBARRAN, ARROU, W. BINAUD, BRODIER, CAHIER, CASTEX, CHIPAULT, FAURE, MICHEL GANGOLFE, GUINARD, JABOULAY, LEGUEU, LUBET-BARBON, LYOT, MAUCLAIRE, MORESTIN, NIMIER, PICHEVIN, RICARD, RIEFFEL, ÉT. ROLLET, ÉD. SCHWARTZ, CH. SOULIGOUX, ALBERT TERSON, F. VILLAR.

10 volumes grand in-8 avec figures,

format et justification du *Traité de médecine et de thérapeutique*, de MM. Brouardel, Gilbert et Girode.

Prix de chaque volume. . . . . . . **12** francs.

Le tome I sera mis en vente en avril 1895. Il paraîtra un volume tous les trois mois. L'ouvrage sera complet en 1897.

DIVISION DE L'OUVRAGE

Tome I. Pathologie générale chirurgicale, par *Le Dentu*, *Ricard*, *Nimier*; néoplasmes, par *P. Delbet*; appareil tégumentaire, par *Faure*.

Tome II. Fractures, par *Rieffel*; maladies inflammatoires et tumeurs des os, par *Mauclaire*.

Tome III. Lésions traumatiques des articulations, par *Cahier*; maladies inflammatoires des articulations en général, par

Mauclaire; arthrites tuberculeuses, par *Michel Gangolfe*; muscles et tendons, par *Lyot*; nerfs, par *Ed. Schwartz*.

TOME IV. Artères, par *Pierre Delbet*, veines, par *Ed. Schwartz*; lymphatiques, par *H. Brodier*; crânes, rachis, par *Chipault*.

TOME V. Œil, par *A. Terson*; oreilles, fosses nasales et sinus, par *Castex*; vices de conformation de la face, par *Le Dentu*; mâchoires, par *Nimier*.

TOME VI. Bouche, par *Morestin*; œsophage, par *Gangolfe*; larynx et trachée, par *Lubet-Barbon*; corps thyroïde, par *Lyot*; cou, par *Arrou*; poitrine, par *Ch. Souligoux*.

TOME VII. Mamelle, par *W. Binaud*; abdomen, péritoine, intestin, par *Guinard*; hernies, par *Jaboulay*.

TOME VIII. Mésentère, pancréas, rate, par *F. Villar*; foie et voies biliaires, par *Faure*; rectum et anus, par *Pierre Delbet*; reins, par *Albarran*.

TOME IX. Organes génitaux-urinaires de l'homme, par *Albarran*, *Legueu* et *Et. Rollet*.

TOME X. Organes génitaux de la femme, par *Le Dentu*, *Pichevin* et *Schwartz*; membres, par *P. Mauclaire*.

On peut souscrire :

1° Moyennant la somme de **120** francs, payables à raison de **12** francs par volume, dans le mois qui suivra sa publication, même dans le cas où le prix des volumes serait ultérieurement augmenté.

2° Moyennant la somme de **100** francs, à forfait.

Les souscriptions à 100 francs ne seront reçues que jusqu'au 31 mars 1895, et devront être adressées directement, sans intermédiaire, à MM. J.-B. BAILLIÈRE et FILS.

Malgré cette réduction de prix, les volumes seront envoyés franco, par colis postal.

Angers. — Imprimerie A. Burdin, rue Garnier, 4.

Angers. — Imprimerie A. Burdin, rue Garnier, 4.

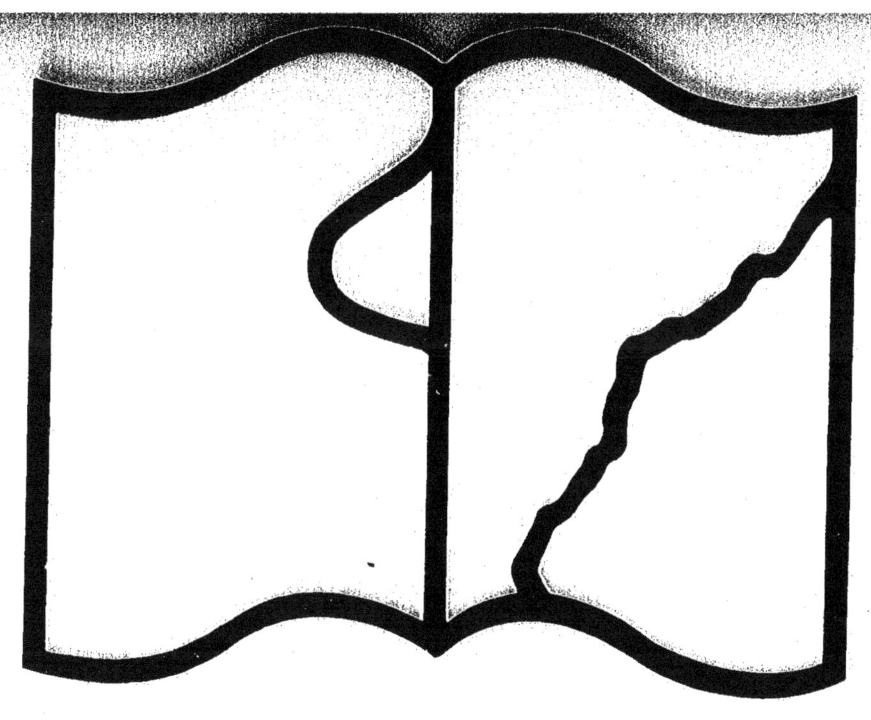

Texte détérioré — reliure défectueuse

www.ingramcontent.com/pod-product-compliance
Ingram Content Group UK Ltd.
Pitfield, Milton Keynes, MK11 3LW, UK
UKHW012200240726
13966UKWH00002B/477